Heusch

KE auf einen Blick

Margarete Heusch ist Diätassistentin und Diabetesberaterin DDG. Sie arbeitet in der Universitätsklinik Knappschaftskrankenhaus Bochum als Ernährungsberaterin.

Margarete Heusch

KE auf einen Blick

Ideal für Diabetiker: Über 1100 Fertigprodukte, Süßigkeiten und Getränke

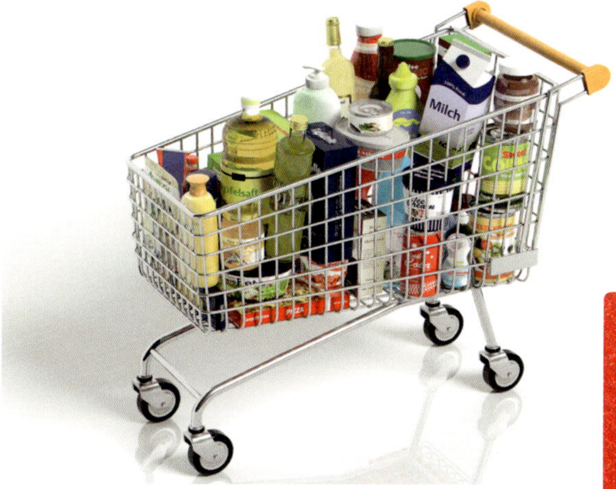

TRIAS

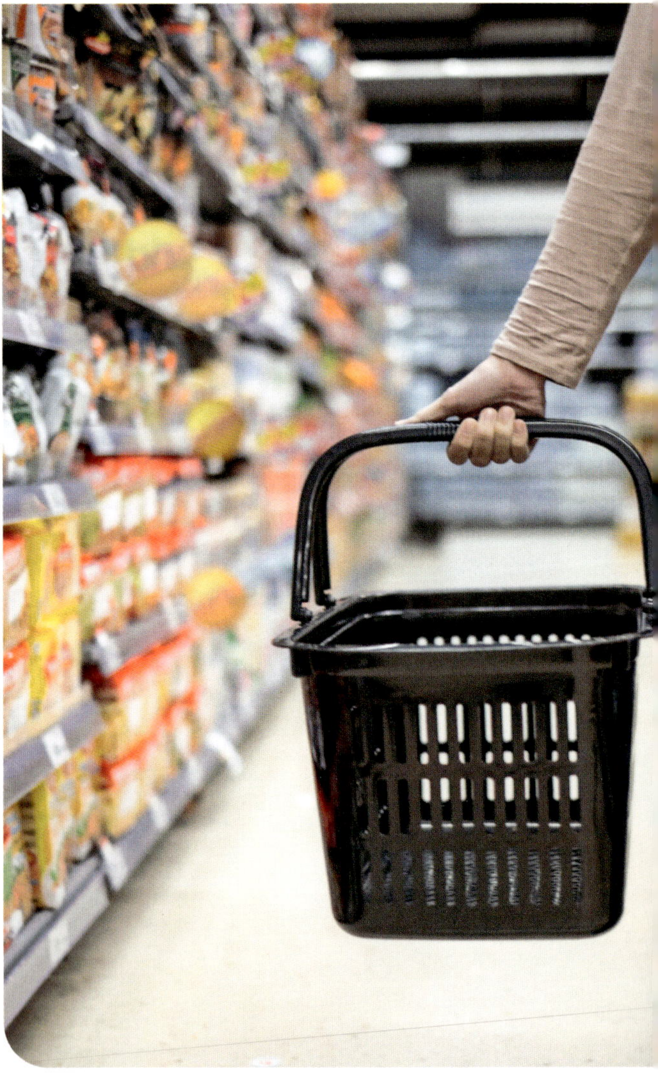

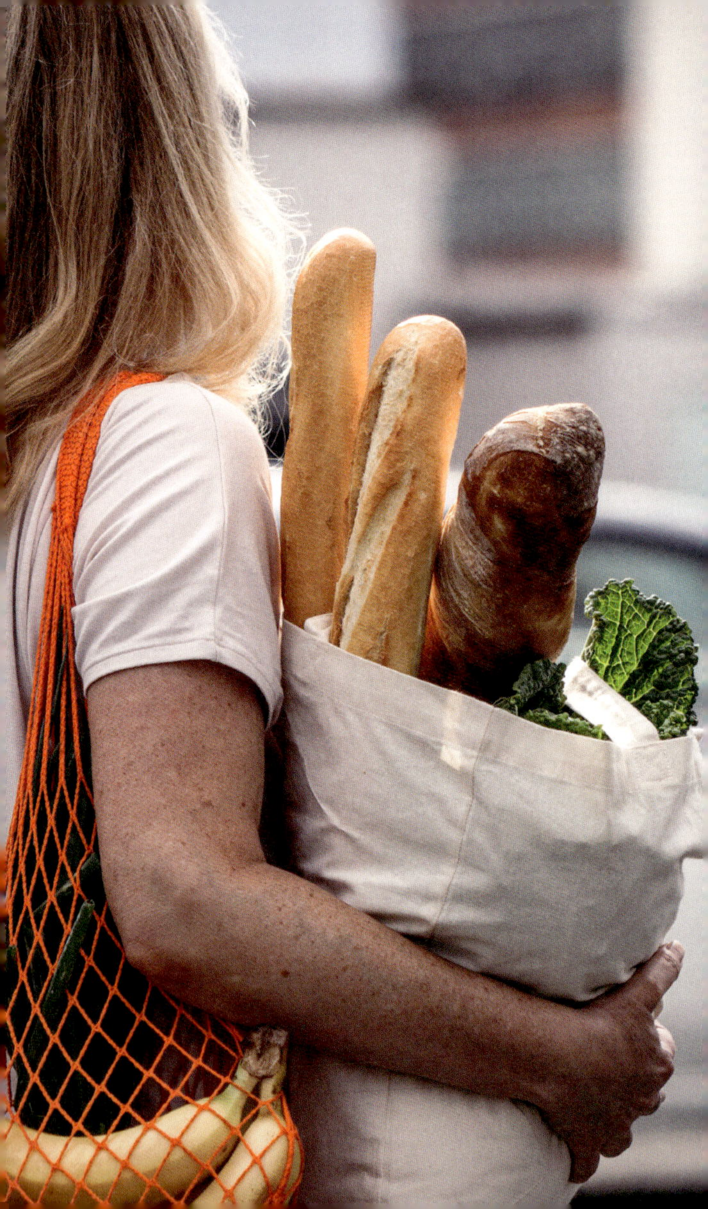

Ihre KE-Tabelle

Jetzt haben Sie KE und Kalorien immer griffbereit – ein Blick in die Tabelle genügt!

Einführung

Gesunde Ernährung hilft Diabetikern, Therapieziele zu erreichen, Folgeerkrankungen vorzubeugen und ihre Lebensqualität zu erhalten.

Essen soll aber auch Genuss sein. Daher gehört zu einer diabetesgerechten Kost ebenso, ab und zu vom »Pfad der gesunden Ernährung« abzuweichen. Ein Eis im Sommer, eine Portion Fritten und Currywurst aus dem Schnellimbiss, ein Fertiggericht, wenn die Zeit für das Kochen nicht reicht, Süßigkeiten oder Knabbereien zum Fernsehabend bedeuten ein Stück Lebensqualität – gerade auch für Diabetiker.

Damit Ihr Blutzucker nach dem Verzehr dieser Leckereien nicht zu sehr ansteigt, ist es für Sie besonders wichtig, die Kohlenhydratmengen solcher Lebensmittel sicher einschätzen zu können.

In der Regel beschränken sich Kohlenhydrat-Austauschtabellen – mit nur wenigen Ausnahmen –

auf die kohlenhydratreichen Grundnahrungsmittel. Die neue KE-Tabelle enthält viele weitere Lebensmittel: Sie finden hier Müslis, Süßigkeiten, Kuchen und Eis sowie zahlreiche Fertigprodukte wie Pizza, Eintöpfe und Komplettmenüs mit ihrem aktuellen KE-Gehalt. Da die Gewichtskontrolle bei Diabetes oft ebenfalls eine wesentliche Rolle spielt, hilft neben dem KE-Gehalt die Kalorienangabe, ein Lebensmittel auch dahingehend zu bewerten.

Die KE-Berechnung basiert auf üblichen Portionsgrößen. Selbst zubereitete Speisen wie Kuchen, Gebäck oder Plätzchen können aufgrund unterschiedlicher Rezepte im Kohlenhydratgehalt abweichen.

Die aktuelle Recherche bezüglich der Nährwerte vieler Lebensmittel hat gezeigt, dass Hersteller von Zeit zu Zeit die Rezepturen und/oder auch die Portionsgrößen verändern. Daher sollten Sie immer die Nährwertangaben auf den Verpackungen beachten.

Das Warenangebot im Lebensmittelbereich wächst stetig. Daher konnten weder alle Hersteller noch sämtliche Produkte berücksichtigt werden. Die Auswahl der Lebensmittel in der KE-Tabelle bedeutet auch keine Empfehlung. Allerdings ähneln sich die Rezepturen und Portionsgrößen unterschiedlicher Anbieter, sodass der KE-Gehalt oft vergleichbar ist.

Bei der Berechnung der KH-Portionen in dieser Tabelle wurden die Werte nach üblicher Vorgehensweise gerundet.

WISSEN

Während früher der Kohlenhydratgehalt eines Lebensmittels in BE (Broteinheiten) angegeben wurde und dabei eine BE 12 g blutzuckererhöhenden Kohlenhydraten entsprach, hat sich heute der Begriff Kohlenhydrateinheit (KE) etabliert. Eine KE entspricht nun 10 g blutzuckererhöhenden Kohlenhydraten.

Gut essen und genießen

Das Wissen über eine gesunde Ernährung ist ein wesentlicher Baustein in der Diabetestherapie. Da es unterschiedliche Formen des Diabetes gibt, existieren ebenso verschiedene Ernährungskonzepte.

In einer Schulung beim Diabetologen oder Hausarzt können Sie sich ausführlich darüber informieren, welche Ernährungsempfehlungen für Sie persönlich gelten.

Bei Übergewicht steht eine Gewichtsreduktion im Vordergrund, und kalorienreiche Lebensmittel sollten nur sehr selten und kontrolliert gegessen werden. Nahrungsmittel mit hohem Fett-, Zucker- oder Alkoholgehalt sind für eine kaloriensparende Kost ungeeignet.

Eine ausgesprochene Diabetesdiät wird Patienten mit Diabetes heutzutage nicht mehr angeraten. So wurde auch im Rahmen der Erneuerung der Diätverordnung im Jahre 2010 verfügt, dass keine sogenannten Diabetikerlebensmittel mehr im Handel angeboten werden dürfen. Somit entfallen seither die Angaben »zur besonderen Ernährung im Rahmen eines Diätplans«, »für Diabetiker geeignet« oder die BE-Kennzeichnung auf Lebensmitteln.

WISSEN

Wenn Sie sich gesund ernähren möchten, achten Sie schon beim Einkaufen auf Folgendes: Hochverarbeitete Lebensmittel enthalten oft viel Zucker, Salz oder Fett und weitere Zusätze wie etwa Stabilisatoren, Emulgatoren, Füllstoffe, Feuchthaltemittel u. v. m. Sie sind auf dem richtigen Weg, wenn Ihr Einkauf max. 20–25 % solcher Produkte enthält. Den Großteil sollten frische Lebensmittel wie Gemüse, Kartoffeln, Hülsenfrüchte, Obst, Milch, Naturjoghurt und Nüsse bilden. Ergänzend gehören wenig verarbeitete Nahrungsmittel wie Nudeln, Brot und Käse dazu.

Auch vermeintlich die Gesundheit fördernde vegetarische/vegane oder sogenannte High-Protein-Produkte gehören nicht selten in die Kategorie der stark verarbeiteten Lebensmittel.

Die prozentuale Nährstoffverteilung in der Kost sollte für eine gesunde Ernährung nach Meinung aller Fachgesellschaften wie folgt aussehen:

Nährstoff	Empfohlene Menge
Kohlenhydrate	45–60 % der täglichen Kalorienmenge. Dabei sollten Gemüse, Hülsenfrüchte, wenig Obst und Getreideprodukte aus vollem Korn die Hauptkohlenhydratlieferanten sein. Maximal 10 % der Gesamtenergiemenge können als schnell resorbierbare Kohlenhydrate (Zucker) gegessen werden.
Fett	30–35 % der täglichen Kalorienmenge
Eiweiß	10–20 % der täglichen Kalorienmenge

Zucker, süße Brotaufstriche, Backzutaten

Produktbezeichnung	KE	kcal
Zucker		
Haushaltszucker, brauner Zucker, 1 EL, 10 g / Hagelzucker, 10 g	1,0	40
Kandiszucker, 5 Stück, 10 g	1,0	40
Milchzucker, 1 EL, 10 g	1,0	40

Produktbezeichnung	KE	kcal
Süße Brotaufstriche		
Ahornsirup, 1 EL, 25 g	1,5	65
Apfel- oder Rübenkraut, 1 EL, 25 g	2,0	70
Erdnussbutter, 1 EL, 25 g	0,5	150
Eszet-Schnitten, Vollmilch/Zartbitter, 1 Stück	0,5	50
Honig, 1 EL, 20 g	1,5	60
Konfitüre mit 35 g Früchten je 100 g, 1 EL, 20 g	1,0	50
Nuss-Nougat-Creme, 1 EL, 20 g	1,0	144
Pflaumenmus, 1 EL, 25 g	1,5	50
Backzutaten		
Marzipanrohmasse, 100 g	4,0	500
Nougat, 100 g	6,0	540
Schokoladenstreusel, 30 g	2,0	135
Tortenguss klar und rot, ohne Zucker, 1 Beutel, 12 g	1,0	35
Vanillinzucker, 8 g	1,0	40
Zitronat, Orangeat, 100 g	7,0	300

Frühstücksflocken, Müsli, Müsliriegel und Porridge

Der Berechnung der Kohlenhydrate und der Kalorien wurde in der Regel das Trockengewicht zugrunde gelegt. So kann die Zubereitung mit verschiedenen weiteren Zutaten erfolgen.

Bei fertigen Zubereitungen wird darauf hingewiesen.

Produktbezeichnung	KE	kcal
Frühstücksflocken, Müsli, Müsliriegel		
Aldi, Knusperone oder Gletscherkrone (pro Portion ohne Milch oder pro Riegel)		
Frühstückscerealien (30 g)		
Cornflakes	2,5	113
Honey Balls	2,5	112
Honey Wheat	2,5	114
Karamell Crisp	2,5	115
Nougat Bits	2,0	145
Schoko Chips	2,0	112
Schoko Crunchy	2,0	111
Schoko Reis	2,5	119
White Wheaties	2,0	107

Produktbezeichnung	KE	kcal
Zimt Chips	2,0	129
Knusper Müsli (30 g)		
Früchte & Nuss	2,0	131
Honig & Nuss	2,0	143
Klassik	2,0	134
Schoko	2,0	136
Schoko, mit 30 % weniger Zucker	2,0	116
Triple Choc	2,0	133
Gletscherkrone Müsli-Riegel (25 g)		
Haselnuss, ohne Zuckerzusatz	2,0	97
Schoko	2,0	110
Schoko, ohne Zuckerzusatz	2,0	92
Schneekoppe Obstriegel (30 g)		
Apfel	2,0	95
Cranberry-Sauerkirsch, Erdbeer-Banane, Waldfrucht	2,0	96
Erasco (pro Portion fertig zubereitet)		
Heiße Tasse Instant Porridge (174 g)		
Apfel-Zimt	4,0	204
Erdbeere & weiße Schokolade	3,5	199

Produktbezeichnung	KE	kcal
Himbeere & Erdbeere	3,5	191
Kokos, Banane & Erdbeere	3,5	228
Kirsche & dunkle Schokolade	3,5	200
Kellogg's (pro Portion ohne Milch)		
Cerealien (30 g)		
Choco Krispies	2,5	115
Choco Krispies Chocos, Corn Flakes / Frosties Original	2,5	113
Crunchy Nut	2,5	119
Froot Loops	2,5	116
Honey Llama Loops	2,0	115
Smacks, Special K Classic, Special K Red Fruit	2,5	113
Toppas Classic, 1 Portion ohne Milch	2,5	109
Tresor, alle Sorten	2,0	135
Zimmys	2,5	119
Crunchy Müsli (45 g)		
Classic	2,5	216
Choco & Nut	2,5	224
Choco & Pistachio	2,5	215
Crispy Milk Choco	2,5	217

Produktbezeichnung	KE	kcal
Fruit & Nut	2,5	214
Peanut Butter	2,5	211
Red Berries	2,5	213
W.K. Kellogg (30 g)		
by Kids: Blueberry, Apple & Beetroot, ohne zugesetzten Zucker, Strawberry, Apple & Carrot	2,0	109
No Added Sugar Crunchy Müsli (45 g)		
Apple, Carrot & Raspberry	3,0	191
Coconut & Cashew / Plant Protein Dark Choco & Coconut	3,0	203
Cacao & Hazelnut	2,5	202
Kölln (pro Portion ohne Milch oder pro Riegel)		
Cerealien (30 g)		
Knusprige Haferfleks Klassik/Knusprige Haferfleks Schoko	2,0	118
Knusprige Haferfleks Honig	2,0	116
Knusprige Haferkissen Klassik/ Knusprige Haferkissen Zimt	2,0	114
Multikorn Fleks	2,0	115
Zauberfleks Honig	2,5	129
Zauberfleks Schoko	2,5	120

Produktbezeichnung	KE	kcal
Mühlenklassiker (30 g)		
mit feinen roten Beeren	1,5	113
mit vielen ganzen Nüssen	1,5	129
mit vielen sonnigen Früchten	2,0	105
Vollkorn Basis-Müsli	1,5	113
Müsli ohne Zuckerzusatz (30 g)		
Früchte-Hafer-Müsli	2,0	109
Zartes Bircher Nussiges Hafer-Müsli	1,5	122
Müsli-Riegel (25 g)		
Erdbeer-Joghurt	1,5	98
Hafer-Cranberry	1,5	97
Hafer-Schoko	1,5	109
Honig-Nuss	1,5	102
Hafer-Porridge (50 g)		
Feine Basis	2,5	197
Früchte, Beeren	3,0	181
Nuss	2,5	197
Schoko	3,0	199
Zimt	3,0	192

Produktbezeichnung	KE	kcal
Nestlé (pro Portion ohne Milch oder pro Riegel)		
Cerealien (30 g)		
Cini Minis	2,0	126
Cini Minis AppleCrush	2,0	134
Cini Minis Churros	2,5	118
Cini Minis CrazyCrush	2,0	130
Erdbeer Minis	2,0	126
Golden Minis	2,5	115
Cheerios Multi	2,0	115
Clusters Chocolade / Mandeln	2,0	115
Cookie Crisp Chokella Toasts	2,0	124
Cookie Crisp / Nesquick Choco Waves	2,5	116
Lion Cereals Karamell & Schoko	2,0	123
Lion WildCrush	2,0	127
Nesquik Alphabet	2,0	111
Nesquik Duo	2,0	118
Nesquik Knusperfrühstück	2,5	111
Müsli (30 g)		
Nestlé Fitness	2,0	110
Nestlé Fitness Chocolat	2,0	120

Produktbezeichnung	KE	kcal
Nestlé Fitness Fruits	2,5	109
Nestlé Fitness Joghurt	2,0	118
Nestlé Fitness	2,0	110
Riegel (25 g)		
Cini Minis Riegel / Lion Breakfast Cereal Bar	1,5	102
Golden Minis Riegel	1,5	101
Dr. Oetker (pro Portion ohne Milch oder pro Riegel)		
Vitalis Müsli (40 g)		
Knuspermüsli Flakes + Mandeln	3,0	177
Knuspermüsli Honeys	3,0	176
Knuspermüsli Klassisch	2,5	178
Knuspermüsli Nuss-Nougat	2,5	187
Knuspermüsli Schoko + Keks	2,5	180
Knuspermüsli Schoko + Banane	2,5	182
Knuspermüsli Schoko feinherb	2,5	187
Vitalis Knuspermüsli Plus (40 g)		
Double Chocolat / Honig-Mandel	2,5	191
Nussmischung	2,5	197

Produktbezeichnung	KE	kcal
Vitalis Schoko + Frucht (40 g)		
Früchtemüsli mit 40 % Fruchtanteil	2,5	136
Joghurtmüsli mit Erdbeerstückchen	2,5	166
Schoko Duomüsli mit Vollmilch + weißer Schokolade	2,5	173
Schokomüsli, klassisch	2,5	166
Schokomüsli mit feinherber Schokolade	2,5	172
Paula Müslispaß	2,5	169
Vitalis Multikornmüsli (40 g)		
Apfel & Cranberry	2,5	158
Dunkle Schoko & Nuss	2,5	169
Nüsse & Kerne	2,0	174
Vitalis Roasted Müsli (40 g)		
Cranberry-Kürbiskern	2,5	168
Schoko-Nuss	2,5	176
Weiße Schokolade-Mandel	2,5	175
Vitalis weniger süß, 30 % weniger Zucker (40 g)		
Knusper Früchte	2,5	173
Knusper Himbeere / Knusper Schoko	2,5	174

Produktbezeichnung	KE	kcal
Knusper Pur	2,5	175
Schoko Müsli	2,5	164
Vitalis SuperMüsli (40 g)		
Ballaststoffreich mit Beta-Glucanen	2,5	172
ohne Zuckerzusatz	2,0	170
-30 % Kohlenhydrate	1,5	172
30 % Protein	1,0	168
Vitalis Porridge (pro Portion: 60 g Produkt, zubereitet mit Wasser)		
Apfel-Zimt	4,0	218
Beeren	3,5	196
Classic	3,5	201
Pekannuss-Mandel	3,5	236
Schokoladen	3,5	234
Vitalis Kraftfutter Müsli-Snack (45 g)		
Cranberry / Pur	2,5	193
Mandel-Nuss	2,0	184
Schoko	2,5	201

Frischteig aus dem Kühlregal

Das Angebot an frischen Fertigteigen hat sich in den letzten Jahren erheblich vergrößert. In der Regel sind es Knetteige, die nach eigenen Vorlieben belegt werden können.

Berechnet wurde jeweils die ganze Packung – je nach Größe der Portion und der Auswahl des Belages ergibt sich daraus die KE-Menge.

Produktbezeichnung	KE	kcal
Fertigteige		
Blätterteig, 1 Packung, 275 g	9,0	1040
Flammkuchenteig, 1 Packung, 280 g	12,0	736
Hefeteig, 1 Packung, 450 g	22,0	1364
Mürbeteig, 1 Packung, 350 g	16,0	1544
Pizzateig, 1 Packung, 400 g	18,0	1068
Quicheteig, 1 Packung, 300 g	11,0	1230
Strudelteig, 1 Packung, 300 g	18,0	840

Brotspezialitäten

Produktbezeichnung	KE	kcal
Brot zum Aufbacken (pro Stück)		
Bäcker Premium Krüstchen, Weizenbrötchen, 80 g	4,0	205
Kartoffel-Roggen-Krüstchen, 90 g	4,0	202
Kebap-Brot, Pita-Brottasche, 80 g	4,0	194
Krosse Krüstchen, 30 g	1,5	77
Laugenbrezel, TK, 75 g	4,0	220
Laugenstange, TK, 70 g	3,5	200
Mehrkornbrötchen, 70 g	3,0	195
Pizza-Brötchen, 21 g	1,0	53
Steinofen-Panini, 80 g	4,0	199
Brot, verpackte Ware		
Buttertoast, 1 Scheibe, 25 g	1,0	66
Feiner Stuten, 1 Scheibe, 50 g	2,5	148
Fladenbrot, 1 Portion, 40 g	1,0	155
Hörnchen mit Milchcremefüllung, 1 Stück, 48 g	2,5	224
Hörnchen mit Nuss-Nougat-Creme, 1 Stück, 48 g	2,5	233
Hot Dog Bun, 1 Stück, 45 g	2,5	152

Produktbezeichnung	KE	kcal
Mehrkorn-Toastbrötchen, 1 Stück, 56 g	2,0	125
Milchbrötchen, 1 Stück, 40 g	2,0	134
Mini-Tortilla, Weizen natur, 1 Stück, 27,5 g	1,5	89
Rosinenbrötchen, 1Stück, 75 g	4,0	220
Rosinenstuten, 1 Scheibe, 67 g	3,5	192
Sandwichtoast, Vollkorn, 1 Scheibe, 36 g	1,5	86
Sandwichtoast, Weizen, 1 Scheibe, 35 g	1,5	88
Schokobrötchen (mit zwei Schokostreifen), 1 Stück, 45 g	2,0	187
Schokobrötchen (mit Schokostückchen) 1 Stück, 75 g	4,0	227
Wrap, Roggen, 1 Stück, 62 g	3,0	180
Wrap, Weizen, 1 Stück, 62 g	3,5	194
Knack & Back		
Buttermilchbrötchen, 1 Stück	2,0	116
Croissant, 1 Stück	1,5	156
Hörnchen, 1 Stück	1,5	113
Knoblauch-Ecken, 1 Stück	1,5	127
Mehrkorn-Brötchen, 1 Stück	2,5	125
Mini-Pizzen-Kit, pro Mini-Pizza	2,0	116
Ofenfrisches Zupfbrot Knoblauch & Kräuter, 57 g	2,5	171

Produktbezeichnung	KE	kcal
Pizza-Kit, 1/4 Pizza, 150 g	5,0	272
Schokobrötchen, 1 Stück	2,0	173
Sonntagsbrötchen, 1 Stück	2,0	122
Zimtschnecken, 1 Stück	1,5	136
Zwieback		
Brandt		
Markenzwieback, 2 Stück, 18,8 g	1,5	74
Vollkornzwieback, 2 Stück, 18,8 g	1,0	72
Genusszwieback (pro Stück, 18 g)		
Anis	1,5	71
Kokos	1,5	84
Zartbitter Schoko	1,0	81
Brandt Minis		
Markenzwieback ohne Zuckerzusatz, 4 Stück, 15 g	1,0	60
Buttermilch mit Himbeer-Geschmack, 2 Stück, 14 g	1,0	70
Buttermilch mit Zitronen-Geschmack, 2 Stück, 14 g	1,0	68
Black & White, 2 Stück, 14 g	1,0	67
Double Choc, 2 Stück, 14 g	1,0	66
Kokos, 2 Stück, 16 g	1,0	74

Produktbezeichnung	KE	kcal
Sweet & Crunchy Apfel & Mandel, 2 Stück,16 g	1,0	62
Sweet & Crunchy Sesam, 2 Stück, 16 g	1,0	72
Vollkorn Zartbitter, 3 Stück, 21 g	1,0	96
Vollmilch Schoko, 2 Stück, 14 g	1,0	66
Saaten Crisp		
Kürbiskerne & Leinsamen, 4 Stück, 84 g	1,0	476
Sonnenblumenkerne & Chia, 3 Stück, 63 g	1,0	369
Sonnenblumenkerne, Sesam & Meersalz, 3 Stück, 63 g	1,0	351

Herzhaftes Kleingebäck und Knabbereien

Produktbezeichnung	KE	kcal
Herzhaftes Kleingebäck und Knabbereien		
Brot-Chips, ca. 9 Stück, 18 g	1,0	81
Crunchy Pretzels, Cheddar Cheese, Honey Mustard Onion, 30 g	2,0	145
Erdnüsse im Teigmantel, 30 g	0,5	120
Erdnussflips, ca. 45 Stück, 30 g	1,5	148
Frit Sticks, 2 mittelgroße Hände, 30 g	1,5	152

Produktbezeichnung	KE	kcal
Gold-Fischli, 50 Stück, 30 g	2,0	134
Grissini, 2 Stück, 10 g	1,0	65
Hefegebäckstange, gesalzen, 4 Stück, 30 g	2,0	145
Kartoffelchips, gesalzen, 30 g	1,5	160
Käsegebäck, 50 g	2,5	285
Kessel Chips Sweet Chili & Red Pepper, 30 g	1,5	152
Kichererbsen Chips, 30 g	2,0	133
Linsen Chips, 30 g	2,0	138
Nachos, 20 Stück, 17 g	1,0	90
Ofen Chips, 30 g	2,0	122
Pan Tostado, 2 Stück, 20 g	1,0	95
Ringli, 40 Stück, 30 g	1,5	150
Salzbrezeln,14 Stück, 30 g	2,0	120
Salzstangen, 10 Stück, 15 g	1,0	50
Stapel Chips, 15 Stück, 30 g	1,5	161
Tortilla Chips,12 Stück, 30 g	2,0	150
Tuc Original, 25 g	1,5	120

Kuchen, Torten, Kleingebäck und pikantes Gebäck

Bei Selbstgebackenem lässt sich die Kohlenhydratmenge kaum genau angeben, da sie je nach Rezept und Portionsgröße stark variieren kann.

Der Berechnung wurden Standardrezepte zugrunde gelegt und die Portionsgrößen wie folgt ermittelt:

- 1/12 bzw. 1/16 des Gesamtrezepts für eine Springform mit 26 cm Durchmesser
- 1/20 für eine Kastenform mit 30 cm Länge
- 1/20 für ein Standardbackblech

Produktbezeichnung	KE	kcal
Kuchen und Torten		
American Cheesecake, 1/16	2,5	345
Apfelkuchen, 1/20 Hefeteig vom Blech 40 × 30 cm	3,0	162
Apfelkuchen, gedeckt, Mürbeteig, 1/16	3,0	271
Apfelkuchen, sehr fein, Rührteig, 1/12	3,0	237
Apfelstrudel, 1/12	3,5	280
Baumkuchen, 1/20, Kastenform 25 × 11 cm	2,0	229
Bienenstich, 1/20 vom Blech 40 × 30 cm	3,0	324
Biskuitrolle mit Konfitüre, 1/14 vom Blech 40 × 30 cm	3,0	163

Produktbezeichnung	KE	kcal
Biskuitrolle mit Erdbeer-Quark-Füllung, 1⁄16	1,0	66
Buttercremetorte, 1⁄12	3,0	419
Butterkuchen, 1⁄20 Hefeteig vom Blech 40 × 30 cm	2,0	195
Christstollen, Hefeteig, 1⁄16	4,5	380
Donauwelle, 1⁄20	4,5	450
Eierschecke, 1⁄20	3,0	263
Engadiner Nusstorte, 1⁄12	5,0	494
Englischer Früchtekuchen, 1⁄15	4,0	280
Frankfurter Kranz, 1⁄20	4,5	571
Gewürzkuchen, 1⁄18 (Springform, 26 cm)	3,5	327
Guglhupf, 1⁄16 (Guglhupfform, 22 cm)	3,5	318
Himmelstorte, 1⁄16	4,0	445
Honigkuchen, 1⁄20	3,5	339
Kalter Hund, 1⁄20	2,5	317
Käsekuchen, klassisch, 1⁄16	3,5	402
Käsesahnetorte, 1⁄16	4,0	390
Käsekuchen ohne Boden, 1⁄12	2,5	317
Königskuchen mit Guss, 1⁄15 (Kastenform 25 × 11 cm)	4,0	301
Linzer Torte, Mürbeteig, 1⁄12	2,5	243

Produktbezeichnung	KE	kcal
Margaretenkuchen, 1/12	3,0	346
Marmorkuchen mit Glasur, 1/20 (Guglhupfform, 22 cm)	3,0	304
Mohnstriezel, Hefeteig, 1/20	4,5	420
Möhrenkuchen mit Guss, 1/20 (Rohrboden, 28 cm)	3,0	341
Nusszopf, Mürbeteig, 1/16	3,0	292
Obstkuchen, gedeckt, Mürbeteig, 1/12	4,5	278
Pflaumenkuchen, Hefeteig, 1/20	3,0	162
Philadelphia-Torte, klassisch, 1/16	2,0	269
Quarkstollen, 1/20	5,0	432
Quarkstrudel, 1/12	3,0	202
Rehrücken, 1/16	2,0	250
Rotweinkuchen, 1/15	3,0	277
Russischer Zupfkuchen, 1/16	4,0	405
Sachertorte, 1/12	5,0	599
Sandkuchen, 1/16	2,5	241
Schokoladen-Sahne-Torte, 1/12	3,0	406
Schwarzwälder Kirschtorte, 1/16	5,0	467
Streuselkuchen, Hefeteig, 1/20	3,5	276
Tortenboden ohne Belag, Mürbeteig, 1/16	2,0	144

Produktbezeichnung	KE	kcal
Zitronen-Sahne-Rolle, 1⁄16	1,5	168
Zuger Kirschtorte, 1⁄16	2,0	237
Kleingebäck		
Berliner Ballen (Krapfen mit Konfitüre), 1 Stück, 95 g	5,0	327
Amerikaner, 1 Stück	5,0	344
Donut mit Guss (Donutblech), 1⁄12	3,5	228
Apfeltaschen aus 400 g Mehl, 1⁄15	3,5	205
Hefe-Rosinen-Schnecke, 1 Stück, 115 g	4,0	291
Hefeteilchen aus 500 g Mehl, 135 g	5,0	341
Nussecken, 1 Stück, 50 g	2,5	254
Mandelhörnchen, 1 Stück, 50 g	2,2	224
Muffins, 1 Stück	3,0	260
Mutzenmandeln, 2 Stück	1,0	95
Quarkbällchen aus Hefeteig, 1 Stück	1,0	125
Waffeln (1 Stück mit 5 Herzen)	3,5	438
Windbeutel ohne Füllung, 1 Stück	1,0	95
Schweineöhrchen, Blätterteig, 50 g	3,0	258
Tartelette ohne Belag, 1 Stück, ø 12 cm	2,5	228
Zimtschnecken aus 250 g Mehl, 1⁄20 Stück	2,0	138

Produktbezeichnung	KE	kcal
Pikantes Gebäck		
Flammkuchen, 1 Stück (Blech 40 × 30 cm), 1/16	2,5	195
Focaccia mit Tomaten und Zwiebeln, Hefeteig aus 350 g Mehl, 1/12	2,5	145
Hessischer Speckkuchen (Fettpfanne), 1/20	1,5	172
Kräuterzupfbrot, Hefeteig aus 250 g Mehl, 1/12	1,5	155
Pikant gefüllte Buchteln (Hefeteig), 1/24	2,0	183
Quiche Lorraine (Tarteform 26 cm), 1/12, 95 g	1,5	280
Rosmarin-Zucchini-Muffins (Muffinform), 1/12	2,0	200
Zwiebelkuchen, 1 Stück, 1/20, 150 g	2,0	230

Kekse, Plätzchen, Waffelgebäck und Weihnachtsgebäck

Produktbezeichnungen	KE	kcal
Kekse und Plätzchen		
Amaretti, 4 Stück	2,0	146
Amarettini, 20 Stück,25 g	2,0	104
American Cookies Lemon, 1 Stück	1,0	98
American Cookies Soft Chocolate, 1 Stück	1,5	103

Produktbezeichnungen	KE	kcal
Baiser, 1 Stück, 25 g	2,0	110
Buchstabengebäck (Russisch Brot), 1 Portion, 30 g	2,5	116
Butterkeks mit Schokolade, 2 Stück, 28 g	1,5	141
Butterkeks, 3 Stück, 15 g	1,0	66
Cantuccini, 3 Stück	1,0	60
Choco Minis, Milka, 1 Portion, 37,5 g	2,5	193
Choco Moo, Milka, 1 Stück, 13,3 g	1,0	66
Choco Pause, Milka, 1 Stück, 20 g	1,5	101
Choco Wafer, Milka, 1 Stück, 30 g	1,5	161
Cookie Sensations Choco, Milka, 1 Stück, 26 g	1,5	126
Cookie Sensations Oreo, Milka, 1 Stück, 26 g	1,5	134
Cookie Snax, Milka, 1 Stück, 26 g	1,5	136
Crunchy Break, Milka, 1 Stück, 26 g	1,5	134
Doppelkeks mit Schokofüllung, 1 Stück, 25 g	1,5	118
Haferflockengebäck, 1 Keks, 16,6 g	1,0	87
Hafertaler Double Choc, 1 Keks	1,0	95
Hafertaler, 1 Keks	0,5	37
Jaffa Cake Orange, 2 Stück, 25 g	1,5	100
Kaffeegebäck, Kränzel, 1 Portion, 20,8 g	1,5	96

Produktbezeichnungen	KE	kcal
Karamellgebäck, Kränzel, 1 Portion, 20,6 g	1,5	97
Keks'n Cream Choco (Leibniz), 2 Stück, 38 g	2,5	199
Keks'n Cream Milk (Leibniz), 2 Stück, 38 g	2,0	209
Kölln Knuspriger Haferkeks, 1 Stück, 20 g	1,0	102
Löffelbiskuit, 2 Stück, 10 g	1,0	20
Lotus Keks, Biscoff, 1 Stück, 7,8 g	0,5	38
Oreo Golden und Oreo Double Creme, 2 Kekse, 22 g	1,5	106
Oreo Original, 1 Keks, 14,2 g	1,0	71
Pick up minis Choco, Choco & Milk, 3 Stück, 32 g	2,0	164
Waffelgebäck		
Cigarettes Russes, 1 Stück, 7,3 g	0,5	40
Decor Waffeln, rund, 1 Stück, 12 g	1,0	48
Eiswaffel, gedreht, 1 Stück, 12,5 g	1,0	51
Frischei Waffeln mit Dekorzucker, 2 Stück, 52 g	2,5	243
Frischei Waffeln, 1 Stück, 20 g	1,0	93
Lütticher Zuckerwaffel, 1 Stück, 25 g	3,0	240
Schoko Waffelröllchen Vollmilch und Zartbitter, 4 Stück, 28 g	1,5	150
Sirupwaffeln (holl. Stroopwafels), 1 Stück, 40 g	2,5	183

Produktbezeichnungen	KE	kcal
Weihnachtsgebäck		
Anisplätzchen, 3 Stück	1,0	148
Berliner Brot, 1 Stück	2,0	101
Bethmännchen, 3 Stück	1,0	150
Bunte Zuckerplätzchen, 2 Stück	1,0	70
Feine Schokoladentaler, 2 Stück	1,5	120
Florentiner, 4 Stück, 30 g	1,0	164
Haselnussmakronen, 3 Stück	1,0	135
Heidesand, 3 Stück	1,0	84
Honigkucken-Plätzchen, 2 Stück	1,5	62
Husarenkrapfen, 2 Stück	1,5	116
Lebkuchen, 1 Stück, 40 g	2,0	186
Mandelmakronen, 2 Stück	1,0	100
Orangenherzen mit Glasur, 2 Stück	1,5	110
Pfeffernüsse, 2 Stück, 12 g	1,0	50
Printen, 1 Stück	1,0	45
Shortbread Fingers, 1 Stück	2,0	140
Schwarz-Weiß-Gebäck, 1 Stück, 10 g	0,5	44
Spekulatius, 3 Stück, 21 g	1,0	90
Spitzbuben, 1 Stück	1,0	75

Produktbezeichnungen	KE	kcal
Spritzgebäck, 2 Stück	1,5	106
Vanillekipferl, 3 Stück	1,0	96
Vollkorn-Nusstaler, 2 Stück	1,0	120
Zimtsterne, 1 Stück	0,5	88

Süßigkeiten

Maximal 10 % des täglichen Energiebedarfs können als »freie Zucker« gegessen werden. Damit sind die zugesetzten Zucker (Haushaltszucker, Glucosesirup, Fructose-Glucose-Sirup etc.) gemeint. Liegt der Tagesenergiebedarf bei 1500 kcal, ergibt sich daraus die Zuckermenge von 40 g. Bei einem Energiebedarf von 2000 kcal sind es etwa 50 g Zucker. Diese Mengen sind rasch erreicht.

Produktbezeichnung	KE	kcal
Schokolade (pro Riegel) und Süßigkeiten mit Schokolade		
Milka (pro Riegel)		
Alpenmilch, 16,7 g	1,0	88
Bunte Kakaolinsen, 16,7 g	1,0	86
Collage Himbeere, 18,6 g	1,0	104
Erdbeer, 20 g	1,0	110

Produktbezeichnung	KE	kcal
Ganze Haselnüsse, 16,7 g	1,0	93
Haselnuss, 16,7 g	1,0	91
Joghurt, 20 g	1,0	113
LU Kekse, 17,4 g	1,0	89
Luflée, 25 g	1,5	134
Noisette, 16,7 g	1,0	92
Oreo Sandwich, 18,4 g	1,0	95
Oreo White, 20 g	1,0	112
Peanut Crisp, 15 g	1,0	81
Triple Choco Kakao, 22,5 g	1,0	117
Weiße Schokolade, 16,7 g	1,0	86
Zartherbe Alpenmilch Schokolade, 16,7 g	0,5	92

WISSEN

Süßigkeiten ohne Schokolade wie Weingummi oder Marshmallows haben eine sehr schnelle Blutzuckerwirksamkeit, da sie wenig oder kein Fett enthalten. Schokolade oder ein Milcheis mit Sahne hingegen lassen den Blutzucker deutlich langsamer ansteigen.

Produktbezeichnung	KE	kcal
Milka Dark Milk		
Dunkle Alpenmilch, 14,2 g / Mandel, 14,2 g	0,5	80
Gesalzenes Karamell, 14,2 g	0,5	78
Haselnuss, 14,2 g	0,5	81
Kakao Splitter, 14,2 g	0,5	79
Milka Mmmax		
Alpenmilch, 30 g	1,5	184
Crispy Joghurt, 33,3 g	2,0	185
Ganze Haselnüsse, 30 g	1,5	166
Mandel Karamell, 33,3 g / Schoko & Keks, 33,3 g	2,0	186
Strawberry Cheesecake, 33,3 g	2,0	176
Toffee Ganznuss, 33,3 g	1,5	184
Triolade, 40 g	2,0	216
Milka Pralinen		
Naps Alpenmilch / Naps Mix, 4 Stück, 20 g	1,0	106
Zarte Momente, Favourites, 2 Stück, ca. 18 g	1,0	95
Zarte Momente, Mix, 2 Stück, ca. 18 g	1,0	96
Zarte Momente, Nuss Mix, 2 Stück, ca. 18 g	1,0	98

Produktbezeichnung	KE	kcal
Milka Riegel (pro Riegel)		
Nussini, 31,5 g	1,5	172
Peanut & Caramel, 37 g	2,0	200
Tender Milch, 37 g	2,0	157
Tender Nuss, 37 g	2,0	158
Tender à la Schwarzwälder Kirsch, 37 g	2,0	145
Waffelini, 31 g	2,0	161
Milka Küchlein (pro Stück)		
Cake & Choc, 35 g	2,0	152
Choc & Choc, 25 g	1,5	114
Choco Brownie, 25 g	1,0	118
Mini Donuts, 19 g	1,0	88
Mini Muffins, 25 g	1,0	110
Ferrero		
Duplo Chocnut, 1 Riegel, 26 g	1,5	154
Duplo, 1 Riegel, 18,2 g	1,0	100
Duplo Cocos, 1 Riegel, 18,2 g	1,0	103
Duplo White, 1 Riegel, 18,2 g	1,0	104
Hanuta, 1 Stück, 22 g	1,0	119
Hanuta mini, 1 Stück, 10,7 g	0,5	58

Produktbezeichnung	KE	kcal
Hanuta Riegel, 1 Stück, 34,5 g	1,5	203
Kinder bueno, 1 Riegel, 21,5 g	1,0	122
Kinder Cards, 1 Stück, 12,8 g	0,5	66
Kinder Country, 1 Riegel, 23,5 g	1,0	123
Kinder Happy Hippo Kakao, 1 Riegel, 20,7 g	1,0	123
Kinder Happy Moments Mini Mix, 3 Stück, 18 g	1,0	104
Kinder Joy, 1 Stück, 20 g	1,0	110
Kinder Milch-Schnitte, 1 Stück, 28 g	1,0	118
Kinder Pinguí Cherry, 1 Stück, 30 g	1,5	129
Kinder Pinguí Cocos, 1 Stück, 30 g	1,0	139
Kinder Pinguí Schoko, 1 Stück, 30 g	1,0	135
Kinder Riegel, 1 Riegel, 21 g	1,0	119
Kinder Schoko Bons, 3 Stück, 17,4 g	1,0	99
Kinder Schokolade, 1 Riegel, 12,5 g	0,5	71
Kinder Überraschung, 1 Stück, 20 g	1,0	110
Yogurette, Erdbeere, Buttermilk Lemon, 1 Riegel, 12,5 g	0,5	72
Ferrero Pralinen		
Ferrero Küsschen, Ferrero Küsschen weiß, 3 Stück, 26 g	1,0	126
Ferrero Küsschen Sommer à la Stracciatella, 3 Stück	1,0	157

Produktbezeichnung	KE	kcal
Ferrero Rocher, 2 Stück, 25 g	1,0	125
Giotto Momenti, Cookies & Cream, 4 Stück, 17 g	1,0	95
Mon Chéri, 2 Stück, 21 g	1,0	95
Pocket Coffee, 2 Stück, 25 g	1,0	110
Raffaello, Raffaello Himbeere, 3 Stück, 30 g	1,0	189
Mars Wrigley		
Balisto, Korn-Mix, 1 Riegel, 18,5 g	1,0	93
Balisto, Joghurt-Beeren-Mix, 1 Riegel, 18,5 g	1,0	93
Balisto, Müsli-Mix, 1 Riegel, 18,5 g	1,0	94
Bounty, 1 Riegel, 2 Stück, 57 g	3,5	278
Bounty Minis, 1 Stück, 28,5 g	1,5	139
Bounty Miniatures, 1 Stück, 10,3 g	0,5	50
m & m's Choco, Einzelpackung, 45 g	3,0	216
m & m's Crispy, Einzelpackung, 36 g	2,5	179
m & m's Peanut, Einzelpackung, 45 g	2,5	232
m & m's Peanut Butter, Einzelpackung, 46,2 g	2,5	240
Maltesers, 1 Beutel, 37 g	2,5	185
Mars, 1 Riegel, 51 g	3,5	228
Mars Mini, 1 Stück, 18 g	1,5	80

Produktbezeichnung	KE	kcal
Mars Miniatures, 1 Stück, 10 g	0,5	45
Milky Way, 1 Riegel, 21,5 g	1,5	97
Milky Way Mini, 1 Stück, 16 g	1,0	72
Milky Way Crispy Rolls, 2 Stück, 22,5 g	1,5	115
Snickers, 1 Riegel, 50 g	3,0	240
Snickers Minis, 1 Stück, 18 g	1,0	87
Snickers Miniatures, 1 Stück, 10 g	0,5	49
Twix, 1 Doppelriegel, 50 g	3,0	247
Twix Mini, 1 Stück, 20 g	1,5	99
Twix Miniatures, 1 Stück, 10 g	0,5	50
Twix White, 1 Doppelriegel, 46 g	3,0	231
Twix Xtra, 1 Doppelriegel, 75 g	5,0	370
Nestlé		
After Eight Classic, 2 Stück, 16,6 g	1,0	71
After Eight Erdbeere, 2 Stück, 16,6 g	1,0	71
After Eight Gin Tonic, 2 Stück, 16,6 g	1,0	71
After Eight Orange, 2 Stück, 16,6 g	1,0	71
After Eight Bite Size, 6 Stück, 30 g	2,0	139
After Eight Finest Mint Pralines, 3 Stück, 20 g	1,0	97
After Eight Fine Sticks, 4 Stück,18 g	1,0	96

Produktbezeichnung	KE	kcal
Caramac, 1 Riegel, 30 g	2,0	171
Choclait Chips Erdbeer, 1 Portion, 20 g	1,0	102
Choclait Chips Knusperbrezeln, 1 Portion, 20 g	1,0	98
Choclait Chips Original, 1 Portion, 20 g	1,0	102
Choclait Chips Weiß, 1 Portion, 20 g	1,0	103
Choco Crossies Crunchy Salted Caramel, 1 Portion, 3 Stück	1,5	99
Choco Crossies Original, 1 Portion, 4 Stück	1,0	102
Choco Crossies Zartbitter, 1 Portion, 4 Stück	1,0	101
KitKat »a Taste of …«, alle Sorten, 1 Portion, 22,5 g (Tafelschokoladen)	1,5	118
KitKat Chunky Classik, 1 Portion, 40 g	2,5	207
KitKat Chunky Cookie Dough, 1 Portion, 42 g	2,5	220
KitKat Chunky Peanut Butter, 1 Portion, 42 g	2,0	222
KitKat Chunky White, 1 Portion, 40 g	2,5	211
KitKat Classik, 2 Riegel, 41 g	2,5	213
KitKat Mini, 1 Riegel, 17 g	1,0	86
KitKat White, 2 Riegel, 41 g	2,5	214
Lion Minis, 1 Riegel, 18 g	1,0	88
Lion Standard und White, 1 Riegel, 30 g	2,0	148

Produktbezeichnung	KE	kcal
Lion Peanut, 1 Riegel, 31 g	2,0	158
Lion Schokoriegel + Lion Schokoriegel White, 42 g	3,0	207
Rolo, 1 Rolle, 52 g	3,5	250
Smarties, 16 Stück, 19 g	1,5	89
Smarties, mini Box, 1 Box, 14,4 g	1,0	68
Yes Caramel, 1 Stück, 32 g	1,5	154
Yes Cacao, 1 Stück, 32 g	1,5	163
Storck		
Knoppers, 1 Stück, 25 g	1,5	138
Knoppers, Erdnussriegel, 1 Stück, 40 g	2,0	207
Knoppers, Kokosriegel, 1 Stück, 40 g	2,0	208
Knoppers, Nussriegel, 1 Stück, 40 g	2,0	214
Merci Vielfalt, 1 Riegel, 12,5 g, Helle Vielfalt, Herbe Vielfalt, Mandel-Knusper Vielfalt	0,5	70
Merci Vielfalt, 1 Riegel, 10,5 g, Mousse au Chocolat	0,5	63
Merci Tafelschokolade, pro Tafel, 25 g, Edelbitter, Mandel-Milch-Nuss	1,0	143
Merci Tafelschokolade, pro Tafel, 25 g, Edel-Rahm, Kaffee-Sahne, Marzipan	1,5	145
Merci Tafelschokolade, pro Tafel, 25 g, Nougat	1,5	158

Produktbezeichnung	KE	kcal
Merci Petits, 4 Stück, 24 g	1,0	140
Riesen, 2 Stück, 18,2 g	1,0	82
Toffifee, 2 Stück, 16,6 g	1,0	86
Weitere Süßigkeiten mit Schokolade		
Amicelli, 2 Stück, 25 g	1,5	128
Cadbury Curly Wurly (Karamellstreifen), 21,5 g	1,5	97
Erfrischungsstäbchen, 6 Stück, 30 g	2,0	118
Katzenzungen, 3 Stück / Kokosflocken, 1 Stück, 17 g	1,0	75
Marzipanbrot, 75 g (Niederegger)	3,0	370
Mokkabohnen, 10 Stück, 15 g	1,0	75
Mozartkugeln, 1 Stück, 20 g (Reber)	1,0	101
Nappo, 25 g	2,0	100
Nougat Riegel Sahne, 1 Stück, 12,5 g (Niederegger)	0,5	73
Ritter Sport Mini Bunter Mix, 1 Stück, 16,7 g	1,0	92
Ritter Sport Würfel, 3 Stück, 24 g	1,0	138
Rumkugeln, 1 Stück, 20 g	1,0	80
Schokolinsen, 7 Stück, 15 g	1,0	68
Toblerone, alle Sorten, 3 Zacken, 25 g	1,5	134
Toblerone Tiny, 2 Stück, 16 g	1,0	85

Produktbezeichnung	KE	kcal
Süßigkeiten ohne Schokolade		
Haribo		
Berries, 7 Stück, 25 g	2,0	88
Bunte Schnecken, 2 Stück, 30 g	2,5	98
Goldbären, 12 Stück, 25 g	2,0	86
Goldbären mit 25 % Fruchtsaft, 9 Stück, 25 g	2,0	85
Happy Cherries, 4 Stück, 25 g / Happy Cola, 7 Stück, 25 g	2,0	86
Herzbeben Sweet Cherry, 6 Stück, 22 g	2,0	83
Joghurties, 8 Stück, 25 g	2,0	87
Konfekties, 9 Stück, 25 g (4 cm lang)	2,0	89
Konfekt, 5 Stück, 25 g	2,0	96
Lakritz Parade, 5 Stück, 25 g	2,0	84
Lakritz Schnecken, 2 Stück, 25 g	2,0	79
Maoam Kaubonbon, 5 Stück, 22 g	2,0	87
Mini Colorado, 20 Stück, 25 g	2,0	91
Pasta Frutta, 7 Stück, 25 g	2,0	86
Pico-Balla, 22 Stück, 25 g	2,0	96
Pfirsiche, 4 Stück, 25 g	2,0	87
Primavera Erdbeeren, 8 Stück, 25 g	2,0	94

Produktbezeichnung	KE	kcal
Salino, 12 Stück, 25 g (2 cm)	2,0	83
Salz Brezeln, 4 Stück, 25 g	2,0	88
Stafetten, 11 Stück, 25 g (2,5 cm)	2,0	88
Süße Mäuse, 4 Stück, 25 g	2,0	91
Viola, 16 Stück, 27 g / Wine Gums, 6 Stück, 27 g	2,0	89
Katjes		
Easy Life, 10 Stück, 25 g	2,0	77
Katjes Kinder, 19 Stück, 25 g	2,0	89
Katzen Ohren, 16 Stück, 25 g	2,0	87
Katzen Pfötchen, 10 Stück, 25 g	2,0	86
Lakritz Batzen, 9 Stück, 25 g	2,0	85
Salzige Heringe, 6 Stück, 25 g	2,0	86
Tappsy, 3 Stück, 25 g	2,0	85
Tropen-Früchte, 6 Stück, 25 g	2,0	85
Yoghurt-Gums, 5 Stück, 25 g	2,0	82
Storck		
Campino Früchte, 2 Stück, 10,6 g	1,0	42
Durchbeißer Karamell, 2 Stück, 17,6 g	1,5	70
Kau Früchtchen, 4 Stück, 17,2 g	1,5	68

Produktbezeichnung	KE	kcal
Kuhbonbon Classic, 1 Stück, 12 g	1,0	47
Mamba Kaubonbons, alle Sorten, 3 Stück	1,5	54
Mamba Fantastic Mix, 1 Stück, 7,7 g	0,5	30
Mamba Fruit Surfer, 1 Stück, 9,7 g	1,0	38
Mamba Magic Sticks, 1 Stück, 10 g	1,0	40
nimm 2 Bonbon, 2 Stück, 12,2 g	1,0	46
nimm 2 Soft, alle Sorten, 2 Stück, 9,4 g	1,0	36
Riesen Karamell, 4 Stück, 20 g	1,5	80
Vollmilch Brocken, 2 Stück, 13,2 g	1,0	54
Werther's Caramel & Creme, 1 Stück, 6,2 g	0,5	25
Werther's Original, 1 Stück, 5,2 g	0,5	22
Werther's Original zuckerfrei, 3 Stück,	1,0	27
Werther's Soft Caramel, 2 Stück, 5,2 g	1,0	52
Sonstige Süßigkeiten ohne Schokolade		
Giotto, 6 Stück, 26 g	1,0	162
Giotto Momenti Cookies & Cream, 4 Stück, 17 g	1,0	95
Marshmallow, 5 Stück, 25 g	2,0	84
Popcorn, karamellisiert, 50 Stück (haselnussgroß), 25 g	2,0	104

Produktbezeichnung	KE	kcal
Raffaello, Raffaello Himbeere, 3 Stück, 30 g	1,0	189
tic tac, 20 Stück, 10 g	1,0	40
mentos, mint, fruit, cola, 20 Stück, 19 g	2,0	74

Eis

Produktbezeichnung	KE	kcal
Fruchteis, Milcheis und Frozen Yoghurt (pro Kugel, 65 g)		
Fruchteis	2,0	95
Milcheis	1,5	110
Frozen Yoghurt	1,5	89
Eissorten verschiedener Hersteller (pro Stück)		
Langnese		
Cornetto Buttermilch Zitrone, 60 g	2,5	182
Cornetto Classico, 60 g	2,0	178
Cornetto Dragon, 78 g	3,0	208
Cornetto Erdbeer, 75 g	3,0	192
Cornetto Haselnuss, 75 g	2,5	230
Cornetto Soft Salted Caramel, 80 g	3,0	211

Produktbezeichnung	KE	kcal
Kids		
Disney Avengers, 64 g	1,0	43
Disney Frozen Olaf, 35 g	1,0	55
Disney Spiderman 3 D, 67 g	1,0	46
Langnese Flutschfinger, 64 g	1,5	53
Langnese Push Up Eis, 53 g	2,0	94
Max Twister Mini, 39 g	1,0	38
Mini Milk Erdbeere, Schokolade, Vanille, 23 g	0,5	30
Twister Peek-A-Blue, 72 g	1,5	66
Klassiker (pro Stück)		
Calippo Cola, 105 g	2,0	90
Capri, 58 g	1,0	53
Cuja Mara Split, 64 g	1,5	95
Dolomiti, 73 g	1,5	54
Langnese Konfekt, 10 Stück, 65 g	1,5	222
Langnese Max Super Twister, 110 g	2,5	103
Nogger, 65 g	2,0	210
Riesenhappen, 55 g	1,5	117

Produktbezeichnung	KE	kcal
Likkies		
Chocolate Caramel, 71 g	1,5	134
Strawberry Cheesecake, 80 g	2,0	119
Magnum		
Classic, 86 g	2,5	260
Double Gold Caramel Billionaire, 71 g	2,5	231
Mandel, 86 g	2,5	280
Ruby, 72 g	2,5	219
Vegan Mandel, 72 g	2,5	248
White, 86 g	3,0	255
Yoghurt & Raspberry, 86 g	2,5	250
Magnum Mini		
Classic, 44 g	1,5	144
Mandel, 46 g	1,5	155
Solero Exotic, 68 g	2,0	98
Nestlé Schöller		
extrême		
Chocolate Intense, 74 g	3,0	221
Nuss, 72 g	2,5	241
Salted Caramel, 74 g	3,0	208
Sunny Lemon, 74 g	3,0	197

Produktbezeichnung	KE	kcal
Kaktus		
Kaktus 4 Friends, 5 Stück, 21 g	1,0	64
Knallgrüner Kaktus, 48 g	1,0	59
Quitschpinker Kaktus, 48 g	1,0	59
Klassiker		
Big Sandwich, 61 g	2,0	127
Bum Bum, 72 g	1,5	132
Caretta Orange, 58 g	1,5	58
Himbi, 75 ml	2,0	114
Pops, 47 g	1,0	147
Smarties Fun Stick, 33 g	1,0	86
Smarties Pop Up, 52 g	1,5	109
Ten for Two, 5 Stück	1,0	116
Milk Flip, 21 g	0,5	26
Pirulo		
Cool Cola, 100 ml	2,0	71
Erdbeere, 66 g	1,5	62
Frutti, 64 g	1,5	55
Tropical Mini, 50 g	1,0	32
Tropical, 80 g	1,5	54
Watermelon, 67 g	1,5	61

Exotische Früchte und Trockenobst

Produktbezeichnung	KE	kcal
Exotische Früchte (pro Portion/Stück)		
Acerola-Kirsche, 10 Früchte, 50 g	0,5	20
Brotfrucht, 150 g	4,0	155
Camu-Camu, 10 g	1,0	35
Cherimoya, 150 g	2,0	116
Feigen, 5 Stück, 120 g	2,0	90
Guave, 125 g	0,5	55
Kaktusfeige, 100 g	1,0	42
Karambole (Sternfrucht), 85 g	0,5	26
Kochbanane, 150 g	4,0	189
Kumquat, 4 Stück, 80 g	1,0	56
Mango, ½ Frucht, 100 g	1,5	65
Maracuja, 1 Frucht, 40 g	0,5	27
Nashi-Birne, 100 g	1,0	53
Pitanga, Surinamkirsche, 140 g	1,0	140
Trockenobst		
Ananas, 50 g	3,0	141
Banane, 25 g	1,5	75

Produktbezeichnung	KE	kcal
Datteln ohne Stein, 1 Stück, 7 g	0,5	20
Aprikose, 1 Stück, 12 g	0,5	33
Ingwerstücke, 25 g	2,0	76
Korinthen, 20 g	1,0	50
Rosinen, 20 g	1,5	60
Apfelchips, 25 g	2,0	79
Feigen, 25 g	1,5	68
Trockenpflaume, 1 Stück, 8 g	0,5	20

Desserts und Milchprodukte

Produktbezeichnung	KE	kcal
Selbst zubereitet (nach klassischem Rezept pro Portion)		
Bayerische Creme, 150 g	2,0	308
Beeren-Kaltschale	3,0	175
Buttermilch Kaltschale, 250 ml	2,5	140
Birne Helene	5,0	490
Crème russe, Weincreme mit Weißwein, Sahne und Gelatine zubereitet	3,0	310
Crêpe Suzette, 150 g	3,5	290
Grießpudding, 150 g	3,0	195

Produktbezeichnung	KE	kcal
Karamellcreme, 125 g	2,0	125
Mandelpudding, 150 g	2,5	134
Milchreis, 150 g	2,5	175
Mousse au chocolat	2,0	325
Obstsalat mit Zucker oder Sirup gesüßt, 200 g	2,5	125
Pfirsich Melba	6,0	310
Rote Grütze aus Beerenobst mit Gelierzucker gekocht, 150 g	3,5	164
Salzburger Nockerln, 150 g	2,5	320
Schokoladenflammeri, mit Milch, Sahne und Schokolade zubereitet	4,0	400
Tiramisu	2,5	330
Vanillepudding	2,5	130
Zitronen-Schaumspeise	4,0	300
Dessert-Soßen (pro Portion laut Hersteller)		
Dessert-Soße Vanille Geschmack (zum Kochen)	2,0	114
Schwartau, Dessert-Saucen, fertig zubereitet (50 ml)		
Amarena-Kirsch-Sauce	3,5	140
Bourbon-Vanille- Sauce	1,0	73

Produktbezeichnung	KE	kcal
Caramel-Sauce	4,0	200
Erdbeer-Sauce	3,5	138
Himbeer-Sauce	3,0	126
Schokoladen-Sauce	3,5	175
Fertigprodukte		
Danone		
Dany Mousse salted caramel, 1 Becher	1,0	103
Dany Mousse schoko, 1 Becher	1,0	105
Dany Sahne schoko mousse, 1 Becher	2,0	154
Pflanzlich (1/3 Becher, 125 g)		
Karamell mit Mandel	2,0	120
Schoko mit Haselnuss	2,0	140
Schoko mit Kokosnuss	2,0	156
Vanillegeschmack mit Mandel	2,0	120
Dany Sahne (pro Becher, 115 g)		
dunkle schoko	2,0	147
schoko	2,0	144
schoko vanille	2,0	143
vanille	2,0	141

Produktbezeichnung	KE	kcal
Fruchtzwerge (pro Portion, 50 g)		
Ananas-Wassermelone-Pfirsich	0,5	45
Erdbeere-Banane-Aprikose	0,5	46
Erdbeere-Banane-Pfirsich-Birne	0,5	46
Erdbeere-Erdbeer-Vanille-Heidelbeere	0,5	46
Erdbeere-Himbeere-Kirsche	0,5	47
Himbeere-Kirsche-Vanille	0,5	46
Fruchtzwerge Drinks (pro Flasche)		
Banane, Erdbeere	1,0	70
Dr. Oetker		
Götterspeise (pro Portion, 150 g)		
Himbeer Geschmack	2,5	117
Waldmeister Geschmack	2,5	116
Götterspeise mit Vanillesoße (pro Portion, 160 g)		
Himbeer mit Bourbon-Vanille-Soße	3,0	138
Waldmeister mit Bourbon-Vanille-Soße	3,0	138
Löffelglück Fruchtgrütze (pro Portion, 125 g)		
Erdbeer-Rhabarber Grütze	2,5	105
Rote Grütze	2,5	120

Produktbezeichnung	KE	kcal
Löffelglück mit Vanillesoße (pro Portion, 160 g)		
Rote Grütze	3,0	160
Rote Grütze, -30 % Kalorien	1,5	99
Erdbeer-Rhabarber Grütze	3,0	147
Löffelglück Sahne Pudding (pro Portion, 200 g)		
Bourbon Vanille	3,0	305
Grieß Pudding	3,0	246
Vollmilch-Schokolade	3,0	322
Marmorette (pro Portion, 100 g)		
Classic Schoko-Pudding & Sahne	1,5	154
Splits Schoko-Pudding und Sahne	1,5	157
Splits Vanille-Pudding und Sahne	1,5	141
Momente (pro Portion, 100 g)		
Mousse au Chocolat	2,5	182
Mousse Himbeere	2,0	156
Mousse Rotwein	2,5	183
Mousse Weißwein	2,5	182
Mousse Zitrone	2,0	155

Produktbezeichnung	KE	kcal
Muudy (pro Portion)		
Black & White Chocolate, 200 g	3,0	252
Bourbon Vanille & Salted Caramel, 200 g	3,0	237
Kokos & Mandel, 200 g	3,5	252
Paula, pro Portion, 125 g	2,0	135
Schoko ohne Zuckerzusatz & fettarm, 200 g	2,0	130
Wölkchen (pro Portion, 125 g)		
Cappuccino	2,0	168
Klassische Schokolade	2,0	170
Schokolade, -30 % Kalorien	1,0	117
Vanille	2,0	160
Vanille-Geschmack, -30 % Kalorien	1,0	111
Ehrmann (pro Becher)		
Almighurt (150 g)		
Aprikose, Bourbon-Vanille, Erdbeere, Heidelbeere, Himbeere, Kirsche, Mango-Orange, Waldbeeren, Zitrone	2,0	140
Almighurt Nuss, Kuchen & Co. (150 g)		
Cocosnuss	2,0	170
Haselnuss	2,0	165
Mohn-Marzipan	2,0	183

Produktbezeichnung	KE	kcal
Russischer Zupfkuchen / Käsekuchen-Mandarine	2,5	150
Schoko	2,0	155
Stracciatella	2,5	167
Obstgarten Original (125 g)		
Erdbeere, Kirsche, Pfirsich-Maracuja	2,0	149
Obstgarten Der Leichte (125 g)		
Erdbeere, Kirsche, Pfirsich-Maracuja	1,5	87
Grand Dessert (190 g)		
Café au Lait	3,0	234
Choc Noir	3,0	231
Choc Stracciatella	3,5	241
Grieß	3,5	253
Nougat	3,0	234
Schoko	3,0	236
Vanille	3,0	220
White Choc, mit Erdbeersahne	3,5	241
Exquisa (pro Portion)		
Quark Genuss (150 g)		
Erdbeere	2,0	132
Heidelbeere	2,5	141

Produktbezeichnung	KE	kcal
Kirsche	2,5	135
Pfirsich-Maracuja	2,0	123
Stracciatella	2,0	153
Vanille-Geschmack	2,5	137
Milder Skyr (150 g)		
Natur	0,5	96
Kirsche	1,0	110
Vanille	1,5	117
Käsekuchen Snack (70 g)		
Cheesecake Lemon	2,5	216
Natur	3,0	210
Müller (pro Becher)		
Froop (150 g)		
Aprikose	2,0	146
Erdbeere	2,5	152
Himbeere	2,5	160
Kirsch-Banane	2,5	158
Kiwi / Kirsche / Zitrone	2,5	160
Mango	2,5	158

Produktbezeichnung	KE	kcal
Joghurt mit der Buttermilch (150 g)		
Vanille	2,0	129
Erdbeere	2,5	137
Kirsche	2,5	136
Pfirsich-Maracuja	2,5	138
Milchreis (125 g)		
Apfel, Kirsche, Schoko, Zimt	2,5	135
Erdbeere, Klassik, Vanille	2,0	130

Beilagen aus dem Kühlregal oder Tiefkühlprodukte

Produktbezeichnung	KE	kcal
Kartoffelzubereitungen aus der Kühlung		
Baked Potatoes, 1 Stück, 325 g (200 g Kartoffel + 125 g Dip)	4,0	404
Bratkartoffeln, 1 Portion, 200 g	3,0	184
Kartoffelgratin, 1 Portion, 200 g	2,5	227
Kartoffelklöße, vorgeformt, 1 Stück, 125 g	3,0	125
Knödel, Seidenknödel, vorgeformt, Mini, 1 Stück, 25 g	0,5	25
Mini Reibekuchen, 3 Stück, 150 g	3,0	267

Produktbezeichnung	KE	kcal
Reibekuchen, 1 Stück, 100 g	2,0	178
Rosmarinkartoffeln, 1 Portion, 200 g	3,0	264
Kartoffelprodukte aus der Tiefkühlung		
Kartoffel-Knuspertaschen mit Emmentaler + Béchamelsoße, 120 g	3,0	223
Kartoffel Wedges, 1 Portion, 150 g	3,0	210
Knusperkroketten, 1 Portion, 150 g	3,5	255
Knusper Rösti-Ecken, 1 Portion, 150 g	3,5	269
Mediterrane Kartoffel Wedges, 1 Portion, 150 g	3,0	215
Pommes frites zum Backen, 1 Portion, 200 g	5,0	320
Süßkartoffel Pommes, 1 Portion, 150 g	2,5	210
Teigwaren aus dem Kühlregal		
Bandnudeln frisch, 1 Portion, 150 g	8,0	432
Dampfnudeln, 1 Stück, 100 g	4,5	232
Eierspätzle, Frische Knöpfle, 1 Portion, 200 g	5,0	328
Gnocchi, 1 Portion, 200 g	6,0	298
Gnocchi zum Braten, 1 Portion, 225 g	6,5	383
Maultaschen mit Fleischfüllung, 2 Stück, 180 g	4,0	436
Maultaschen mit Gemüsefüllung, 2 Stück, 180 g	5,5	356
Schupfnudeln, 1 Portion, 200 g	6,0	296

Fast Food

Produktbezeichnung	KE	kcal
Aus dem Imbiss		
Pommes frites, 1 Portion, 150 g	6,0	474
Currywurst mit Soße, 180 g	0,5	424
Döner Tasche, 500 g	8,0	787
Falafel Tasche, 500 g	12,0	762
Hot Dog, 200 g	3,5	490
McDonalds (pro Portion)		
Beilagen		
5 Crispy Shrimps (panierte Garnelen)	2,0	227
8 Crispy Shrimps (panierte Garnelen)	3,0	363
3 Homestyle Mighty Chicken Wings, 173 g	4,0	541
5 Homestyle Mighty Chicken Wings, 289 g	7,0	901
Netzkartoffeln, 130 g	4,5	406
Pommes frites, groß, 150 g	5,5	434
Pommes frites, mittel, 114 g	4,0	330
Pommes frites, klein, 80 g	3,0	231
Burger & McNuggets		
20 Chicken McNuggets, 358 g	6,0	893
3 Homestyle Chicken Filet Tenders, 126 g	2,5	287

Produktbezeichnung	KE	kcal
4 Chicken McNuggets, 72 g	1,5	176
5 Homestyle Chicken Filet Tenders, 210 g	4,5	478
6 Chicken McNuggets, 100 g	2,0	265
Big Mac, 217 g	4,0	503
Big Tasty Bacon, 354 g	5,0	880
Big Tasty Bacon BBQ, 365 g	6,0	819
Big Tasty Bacon Chili-Cheese, 385 g	5,0	827
Cheeseburger, 127 g	3,0	302
Chicken + Shrimps Box, 315 g	6,5	787
Chicken Box, 338 g	7,0	825
Chickenburger, 127 g	4,5	330
Doppel-Cheeseburger, 171 g	3,0	442
Doppel-Chickenburger Sweet-Chili, 197 g	5,5	480
Double Filet-o-Fish, 197 g	4,5	474
Double Fish TS, 251 g	5,0	505
Filet-o-Fish, 137 g	3,5	331
Fresh Vegan TS, 229 g	4,0	443
Hamburger, 105 g	3,0	253
Hamburger Royal Käse, 204 g	3,5	521
Hamburger Royal TS, 215 g	2,5	455

Produktbezeichnung	KE	kcal
Homestyle Chicken Bucket, 740 g	15,0	1899
Homestyle Crispy Chicken, 301 g	6,5	684
McDouble Chili Cheese, 166 g	3,0	431
McChicken Classic, 171 g	4,5	442
McRib, 206 g	4,5	477
Signature Salsa Avocado, 370 g	4,5	893
Signature Surf 'N'Turf, 424 g	6,0	1043
Triple Cheeseburger, 227 g	3,5	603
Veganburger TS, 205 g	3,5	353
Desserts & Iced Drinks		
McFlurry Frozen Yoghurt Bounty-Erdbeersauce, 192 g	6,0	371
McFlurry ORIGINAL PICK UP! Rote Grütze-Sauce, 196 g	6,0	373
McFlurry Schoko KitKat Karamell-Sauce, 213 g	7,5	454
McFlurry Original Schokolinsen Schoko-Sauce, 216 g	8,0	496
McFlurry Frozen Yogurt, 138 g	3,0	192
McFlurry Original (ohne Wahlzutat), 142 g	3,5	197
McFlurry Schoko (ohne Wahlzutat), 142 g	2,5	173
McSundae Frozen Yogurt Rote Grütze-Sauce, 140 g	3,5	212

Produktbezeichnung	KE	kcal
McSundae Schoko Erdbeer-Sauce,143 g	3,5	198
McSundae Original Schoko-Sauce, 151 g	4,5	278
McSundae Original Karamell-Sauce, 154 g	5,5	286
McSundae Frozen Yogurt, 110 g	2,5	153
McSundae Original (ohne Wahlzutat), 113 g	2,5	158
McSundae Schoko (ohne Wahlzutat), 113 g	2,0	138
Premium Waffel Schoko Bounty, 171 g	6,5	401
Premium Waffel Frozen Yogurt Erdbeersauce, 174 g	6,5	356
Premium Waffel Frozen Yogurt, 144 g	5,0	296
McCafé Drinks		
Cold Brew Latte, 0,4 l	2,0	41
Cold Brew Salted Caramel Latte, 0,4 l	2,0	104
Eiskaffee, 0,4 l	3,0	219
Fruit Smoothie Mango-Ananas, 0,3 l	3,0	137
McFrappé Choc, 0,3 l	7,5	464
McFrappé, 0,3 l	5,0	327
McMilchshake Erdbeer, Erdbeer-Sauce, 0,25 l	5,0	253
McMilchshake Schoko, Karamell-Sauce, 0,25 l	6,5	338
Vanille-Rote Grütze	7,0	371

Produktbezeichnung	KE	kcal
Milchshake, 0,25 l		
Erdbeergeschmack	3,5	197
Schokogeschmack	3,5	203
Vanillegeschmack	3,5	196
Dessert		
Heiße Apfeltasche, 80 g	3,0	228
Heiße Erdbeer-Creamcheese Tasche, 78 g	3,0	230
Frühstück		
Bagel Double Beef & Egg, 268 g	4,0	661
Bagel Schinken Käse, 167 g	3,5	336
Bircher-Müsli, 200 g	4,0	254
Hash Brown (Kartoffelpuffer), 60 g	1,5	147
McMuffin Bacon & Egg, 132 g	2,5	297
McMuffin Fresh Chicken, 159 g	3,5	354
McToast Ham & Cheese, 104 g	3,5	253
McWrap Rührei Ham & Cheese, 247 g	3,5	455
Rührei Bacon mit McMuffin Bun, 236 g	3,0	444
Getränke zum Frühstück		
Cappuccino Grande	0,5	82
Heißes Kakaogetränk, grande	4,0	326

Produktbezeichnung	KE	kcal
Heißes Kakaogetränk, small	2,0	163
Latte Macchiato Grande	1,0	112
Frucht-Kick		
Bio Apfeltüte, 60 g	1,0	34
Frucht-Quatsch, 80 g	1,0	41
McFreezy Mango-Ananas, 74 g	1,0	45
McCafé Food		
Apfelkuchen Vegan, 188 g	5,0	314
Banana Bread, 75 g	3,5	304
Blaubeer Muffin, 130 g	6,0	545
Buttercroissant, 57 g	2,5	246
Cinnamon Roll, 95 g	4,5	363
Erdbeerkuchen mit Buttermilchcreme, 167 g	4,5	319
Lemon Cheesecake, 157 g	4,5	416
Love Donut, 75 g	3,0	303
N.Y. Style Cheesecake, 140 g	4,0	469
N.Y. Style Cheesecake mit Rote Grütze-Sauce, 170 g	5,5	528
Pecan Nut Cookie, 77 g	4,5	353
Rainbow Donut, 58 g	2,5	244
Schoko Donut, 64 g	2,5	289

Produktbezeichnung	KE	kcal
Schokoladenkuchen, 210 g	10	1075
Triple Choc Cookie, 77 g	4,5	349
McWrap		
Chicken Caesar, 213 g	5,0	619
Chicken Honig-Senf, 206 g	4,5	500
Saucen & Dressings		
Balsamico Dressing, 30 ml	0,5	22
Barbecue Sauce, 25 ml	1,0	48
Buttermilk Ranch Dip, 25 ml	0,5	82
Caesar Dressing, 50 ml	0,5	155
Chili Sauce, 25 ml	1,5	71
Curry Sauce, 25 ml	1,0	47
Ketchup, 20 ml	0,5	29
Senf-Sauce, 25 ml	0,5	59
Süßsaure Sauce, 25 ml	1,0	51
Nordsee (pro Portion)		
Snacks		
Backfisch-Baguette	4,5	391
BackVisch-Baguette, vegetarisch	6,0	410
Bismarck-Baguette	3,5	290

Produktbezeichnung	KE	kcal
Bremer	5,5	382
Calamari-Box	4,5	384
Fish & Chips	5,5	448
Garnelen-Box, Snackbox-Größe normal	5,5	497
Kartoffel-Box, Snackbox-Größe normal	6,0	410
Küstenbackfisch-Baguette	6,5	693
Matjes-Baguette	3,0	267
Mix-Box, Snackbox-Größe normal	6,5	566
Nordseekrabben-Baguette	3,0	323
Pommes frites, Snackbox-Größe normal	6,0	356
Premium-Fischfilets, Snackbox-Größe normal	4,0	453
Pulled Lachs-Bun	4,5	450
Räucherlachs-Bagel	4,5	407
Räucherlachs-Walnussbrot	4,5	473
Roasted Salmon Burrito	6,5	740
Seelachs-Ei-Baguette	3,0	297
Spicy Tuna Baguette	7,5	615
Spicy Tuna Burrito	7,0	841
Sweet & Crispy, mit Süßkartoffelpommes	5,0	497
Tasty Shrimp Baguette	6,5	605

Produktbezeichnung	KE	kcal
Thunfisch-Wrap	3,0	253
Visch & Chips, vegetarisch	7,5	487
Wikinger	6,5	562
Tellergerichte		
Alaska-Seelachsfilet mit Kartoffelsalat und Remouladensauce	5,5	910
Buntes Fischcurry	8,0	753
Cocktailgarnelen-Pfännchen	6,0	604
Fischfilet »Champignon«, mit Petersilienkartoffeln und frischer Dill-Limetten-Sauce	6,5	854
Fischsuppe »La Mer« mit Ciabatta	5,5	459
Fusilli mit Garnelen & rotem Pesto	6,0	779
Garnelenpfanne XXL	11,0	1258
Grillteller mit Bratkartoffeln	6,5	912
Kinderteller mit Bremer	7,0	602
Kinderteller mit Fischstäbchen	7,0	602
Lachsfilet mit Gemüsereis	5,0	811
Lachs-Pasta mit Blattspinat	4,5	707
Norwegisches Lachsfilet auf der Haut gebraten mit Petersilienkartoffeln und Sauce Hollandaise	3,0	942
Rotbarschfilet mit Petersilienkartoffeln und Remouladensoße	6,0	754

Produktbezeichnung	KE	kcal
Scholle XXL mit Bratkartoffeln und würziger Remouladensauce	7,5	983
Schollenfilet vom Grill, Petersilienkartoffeln, Remoulade	7,0	772

Fertiggerichte

Die Portionsgrößen richten sich nach den Angaben der Hersteller auf der Verpackung.

Produktbezeichnung	KE	kcal
Kleine Gerichte und Snacks aus der Kühlung		
Backfisch, paniert, 85 g, mit Remoulade, 20 g	1,5	306
Curry Rostbratwurst, 1 Portion, 220 g	3,0	490
Hongkong Nudeln, 1 Portion, 400 g	7,0	592
Sandwiches, belegt, 1 Portion, 185 g		
Pute und Ei	4,0	505
Salami-Edamer	4,0	618
Schinken-Gouda	4,0	487
Singapur Nudeln, 1 Portion, 400 g	8,5	716
Thunfisch	4,0	512

Produktbezeichnung	KE	kcal
Kleine Gerichte und Beilagen aus der Tiefkühlung		
Frühlingsrolle, Gemüse, 1 Stück, 100 g	2,5	186
Frühlingsrolle Hähnchen, 1 Stück, 100 g	2,5	180
Frühlingsrollen Teriyaki mini, 4 Stück, 120 g	3,0	268
Frischkäse Jalapeños, 1 Portion, 125 g, davon 25 g Dip	3,5	315
Frucht Bällchen, 1 Portion, 125 g	4,5	315
Halloumi Fries, 1 Portion, ca. 60 g	1,0	200
Kartoffel-Sticks, 1 Portion, 125 g	3,5	290
Mozzarrella-Sticks, 1 Portion, 125 g, davon 25 g Dip	3,5	385
Rösti-Sticks, 1 Portion, 125 g	3,0	238
Pfannengerichte TK		
Bami Goreng, ½ Beutel, 375 g	4,5	346
Nasi Goreng, ½ Beutel, 375 g	6,0	437
Paella, ½ Beutel, 375 g	5,0	446
Spätzlepfanne, ½ Beutel, 375 g	4,5	375
Iglo Pfannengerichte (pro Portion)		
Kartoffel Hähnchen-Pfanne, 450 g	4,0	414
Pasta Bolognese, 450 g	8,5	535
Pastalini in Rahmspinat-BLUBB-Sauce, 400 g	7,0	543

Produktbezeichnung	KE	kcal
Pastalini in Tomatensauce, 400 g	6,5	451
Penne Creme Spinaci, 450 g	7,5	589
Tagliatelle Pilz-Pfanne, 450 g	7,5	589
Tandoori Hähnchen-Pfanne, 450 g	9,0	795
Tortelloni Käse-Sahnesauce, 450 g	7,0	589
Komplettmenüs Tellergerichte		
Erasco Menüschalen (pro Portion)		
Cevapcici mit Balkanreis, 375 g	5,5	443
Geschnetzeltes Zürcher Art mit Spätzle, Erbsen und Möhren, 460 g	5,5	478
Grünkohl mit Kohlwurst und Kartoffelwürfeln, 370 g	1,5	381
Gyros in Metaxa-Sauce mit Tomatenreis, 460 g	7,5	483
Hacksteaks mit Kartoffelpüree, Erbsen und Möhren	4,5	446
Königsberger Klopse in Kapern-Sauce, 480 g	4,0	437
Kohlroulade mit Kartoffelpüree, 480 g	4,0	370
Putengeschnetzeltes Jägerart mit Pilzrahmsauce und Spätzle, 365 g	4,5	398
Rindergulasch mit Sauce, Nudeln und Apfelrotkohl, 460 g	6,0	469
Rostbratwürstchen in Sauce mit Sauerkraut und Kartoffelpüree, 470 g	4,0	484

Produktbezeichnung	KE	kcal
Sonnen Bassermann (pro Portion)		
Hühnerfrikassee mit Spargel, 480 g	6,0	537
Kasseler Braten, 480 g	3,5	312
Seehecht Filet, 480 g	2,5	317
Spaghetti Bolognese, 375 g	5,0	360
Leichter Genuss Zwiebel-Hackbraten, 400 g	4,5	292
Dosengerichte, Eintöpfe und Suppen		
Erasco (pro Portion, 400 g)		
Chili con Carne	4,0	405
Erbsen-Eintopf mit Würstchen	4,5	378
Gemüse-Eintopf, vegetarisch	2,5	151
Graupen-Topf	2,5	140
Grüne Bohnen Kartoffeltopf	2,0	177
Hühner Nudel-Topf	2,0	202
Hühner Reis-Topf	2,5	215
Kartoffel-Topf mit Würstchen	3,0	246
Linsen-Eintopf mit Würstchen	3,5	291
Reistopf mit Fleischklößchen	2,5	224
Rindfleisch Nudel-Topf	2,0	160
Serbischer Bohnen-Eintopf	3,5	216

Produktbezeichnung	KE	kcal
Vegetarische Spirelli in Tomatensoße	5,0	315
Weiße Bohnen-Eintopf	3,5	277
Westfälischer Linsen-Eintopf mit Essig	3,5	233
Erasco Neue Welten (pro Portion, 400 g)		
Brasilianischer Schmortopf mit Cabanossi und Maiskölbchen	5,0	423
Indisches Gemüsecurry	3,0	274
Schweizer Käse-Maccaroni	3,5	431
Ungarischer Gulasch-Topf	3,5	344
Erasco Standard (pro Portion, 400 g)		
Chinesischer Gemüsetopf	1,5	76
Markklößchentopf	2,0	165
Möhren-Eintopf mit Fleischbällchen	2,0	158
Pichelsteiner Topf	2,0	122
Texas-Topf	3,0	306
Erasco Pfannengerichte (pro Portion, 350 g)		
Balkan-Pfanne mit Cevapcici	5,0	335
Griechische Reis-Pfanne mit Gyros & Paprika	4,5	316
Pilzrisotto-Pfanne mit Weißwein & Parmigiano Reggiano	4,0	241
Thai-Pfanne mit Hähnchen & Kokosmilch	4,0	243

Produktbezeichnung	KE	kcal
Erasco Suppen (pro Portion, 250–260 ml)		
Feurige Thai-Suppe	1,0	80
Kartoffel Cremesuppe	1,5	219
Kürbis Cremesuppe	1,0	119
Markklößchen-Suppe	1,0	129
Ochsenschwanz-Suppe	1,0	122
Pfifferling Rahmsuppe	1,0	138
Spargel Cremesuppe	1,0	108
Tomaten Cremesuppe	1,5	103
Erasco Instantsuppen Heiße Tasse (pro Portion, 150 ml)		
Broccoli Creme	1,0	85
Chinesisch mit Gemüse	1,0	45
Champignon Creme	1,0	69
Erbse mit Schinken	1,0	53
Gemüse Creme	1,0	85
Huhn mit Nudeln	1,0	47
Käse Lauch Creme	1,0	72
Karotte & Kürbis	1,0	57
Kartoffel Creme	1,0	76
Thai Curry	1,0	90

Produktbezeichnung	KE	kcal
Maggi (pro Portion)		
»Ein Teller«		
Bauerntopf, 325 g	2,5	266
Chili con Carne, 325 g	2,5	222
Erbseneintopf mit Speck, 315 g	1,5	233
Linseneintopf mit Speck, 330 g	3,0	260
Nudeltopf mit Fleischklößchen, 325 g	2,0	183
Nudeltopf mit Huhn, 325 g	2,5	340
Ravioli »Bolognese«, 340 g	4,0	294
Reistopf mit Huhn, 325 g	2,0	268
Gulaschtopf mit Kartoffeln, 315 g	2,0	199
Pasta Gerichte (½ Dose)		
Penne mit Tomate-Mozzarella, 405 g	4,0	285
Ravioli Diavolo, 400 g	5,5	335
Ravioli in Tomatensauce, 400 g	5,5	353
Ravioli in Tomatensauce mit buntem Gemüse, 200 g	2,5	164
Spaghetti Bolognese, 405 g	4,0	300
Sonnen Bassermann (pro Portion)		
1-Teller-Eintöpfe (400 g)		

Produktbezeichnung	KE	kcal
Erbsen-Eintopf	4,0	348
Frühlings-Eintopf mit Fleischklößchen	1,5	140
Hühner-Nudel-Eintopf	2,0	164
Kartoffel-Eintopf	4,0	264
Linsen-Eintopf mit Würstchen	3,0	268
Eintöpfe (400 g)		
Bohnen-Eintopf Mexikanische Art	4,4	332
Graupen-Eintopf	2,5	152
Grüne Bohnen-Eintopf mit Rindfleisch	2,0	144
Möhren-Eintopf	2,0	168
Reis-Eintopf mit Hühnerfleisch	2,5	184
Rindfleisch-Nudel-Eintopf / Tomaten-Nudel-Eintopf	2,0	144
Wirsing-Eintopf mit geräuchertem Speck	1,5	108
Tafelfertige Suppen (250 ml)		
Bihunsuppe	1,0	75
Gulaschsuppe Wiener Art	1,0	138
Hochzeitssuppe	1,0	90
Hühner-Bouillon mit Geflügelfleischklößchen	0,5	78
Rinder-Kraftbrühe	0,5	70

Produktbezeichnung	KE	kcal
Pizza, Baguettes & Co		
Bistro Baguette (pro Portion, 125 g)		
4 Fromages	3,5	358
à la Provence	3,5	343
Bolognaise	3,5	273
Champignon	3,5	283
Hawaii	4,0	282
Salami	3,5	304
Thunfisch	3,5	279
Tomate-Fromage	3,5	284
Bistro Flammkuchen (pro Kuchen)		
Elsässer Art, 265 g	6,5	656
Salami, 240 g	6,5	647
Vegetarisch, 235 g	7,0	599
Dr. Oetker (pro Pizza)		
All American Pizza		
Double Salami, 465 g	13,0	1161
Hawaii, 485 g	14,0	1026
Speciale, 465 g	13,0	1078

Produktbezeichnung	KE	kcal
Culinaria		
American Hot Dog Style, 395 g	10,0	1057
Greek Gyros Style, 355 g	9,0	794
Turkish Lahmacun Style, 400 g	9,0	864
Die Ofenfrische		
Diavolo, 405 g	11,0	845
Putensalami mit Rind, 390 g	11,0	865
Rucolapesto Tomate, 415 g	11,0	843
Schinken-Champignon, 405 g	11,0	770
Thunfisch, 435 g	11,0	823
Vier-Käse, 410 g	10,0	917
La Mia Grande		
4 Formaggi, 400 g	10,0	1000
Margherita, 360 g	11,0	877
Prosciutto e Formaggi,400 g	10,0	923
Salame Piccante, 380 g	10,0	976
Tonno e Cipolle, 415 g	10,0	937
Pizza Tradizionale		
Mozzarella e Pesto, 370 g	11,0	863

Produktbezeichnung	KE	kcal
Spinaci e Ricotta, 405 g	11,0	823
Verdure Grigliate, 395 g	11,0	842
Ristorante		
Calzone Speciale, 290 g	7,0	756
Funghi, 365 g	8,0	844
Pepperoni-Salame, 320 g	8,0	855
Pollo, 355 g	8,0	755
Prosciutto, 330 g	8,0	753
Vegetale, 385 g	8,0	766
Piccola Margherita, 135 g	3,5	340
Piccola Salame, 135 g	4,0	367
Wagner Flammkuchen (pro Portion, ½ Flammkuchen)		
Bauernart, 160 g	4,5	391
Dreierlei Pilze, 155 g	4,0	356
Elsässer Art, 150 g	4,0	398
Käse & Lauch, 160 g	4,0	425
Wagner Pizza		
Big City Pizza (pro Pizza)		
Amsterdam, 410 g	11,0	1044
Boston, 430 g	11,0	1086

Produktbezeichnung	KE	kcal
Budapest, 400 g	11,0	1029
Istanbul, 435 g	11,0	1011
London, 420 g	11,0	988
Rome, 405 g	11,0	991
Sydney, 425 g	11,0	937
Tokyo, 445 g	11,0	996
Die Backfrische (pro Pizza)		
Fünf Käse, 340 g	9,0	825
Mozzarella, 350 g	9,0	771
Salami, 320 g / Thunfisch, 340 g	9,0	779
Schinken Champignon, 360 g	9,0	709
Speciale, 360 g	9,0	811
Original Wagner Steinofen Pizza (pro Pizza)		
Champignon, 350 g	8,5	736
Diavolo, 350 g	8,5	787
Fantastica, 350 g	8,5	768
Hawaii, 380 g	10,0	749
Käse-Quartett, 350 g	8,5	837
Lachs-Spinat, 350 g	8,5	718
Mozzarella, 350 g	8,5	788

Produktbezeichnung	KE	kcal
Pasta, 385 g	11,0	816
Peperoni, 320 g	8,5	792
Salami, 320 g	8,5	800
Schinken, 350 g	8,5	730
Speciale, 350 g	8,5	804
Spinat, 360 g	8,5	706
Thunfisch, 360 g	8,5	819
Vegetaria, 380 g	9,0	698
Original Wagner Steinofen Pizzies (pro kleiner Pizza)		
Mozzarella, 150 g	4,0	330
Salami, 150 g	4,0	363
Speciale, 150 g	4,0	342
Thunfisch, 150 g	4,0	341
Vegetaria, 160 g	4,5	313
Original Wagner Steinofen Piccolinis (pro Portion, 3 Stück à 30 g)		
Drei Käse	2,5	267
Elsässer Art	2,5	220
Salami	2,5	238
Schinken	2,5	214

Produktbezeichnung	KE	kcal
Speciale	2,5	215
Thunfisch	2,0	215
Tomate Mozzarella	2,5	196
Rustipani – Das Ofenbrot (pro Portion)		
Dunkles Ofenbrot		
Geräucherter Käse, 175 g	6,0	445
Elsässer Art, 185 g	6,0	420
Helles Ofenbrot		
Bruschetta, 185 g	5,5	362
Hähnchenbrust auf Frischkäsecreme, 180 g	6,0	400
Salami auf Tomaten-Basilikum-Soße, 170 g	6,0	415
Kerniges Ofenbrot		
Buntes Gemüse, 190 g	6,0	412
Mediterrane Kirschtomaten, 185 g	6,0	441
Schinken, 175 g	6,0	387

Getränke

Unabhängig vom Diabetes sollten zuckerhaltige Getränke – auch solche ohne Zuckerzusatz - nicht als Durstlöscher dienen. Ohne Berechnung können Sie Kaffee, Tee, Früchtetee oder zuckerfreie Getränke mit einem Kaloriengehalt von unter 5 kcal pro 100 ml zu sich nehmen.

Produktbezeichnung	KE	kcal
Säfte, Smoothies, Schorle		
Säfte		
Apfelsaft ohne Zuckerzusatz, 200 ml	2,0	88
Ananassaft, Direktsaft, 100 % Fruchtanteil, 200 ml	2,5	106
Cranberry, Direktsaft, 100 % Fruchtanteil, 200 ml	1,0	42
Grapefruitsaft, 200 ml	1,5	80
Holunderbeersaft, 200 ml	1,5	60
Multivitaminsaft, 100 % Frucht, 200 ml	2,5	104
Orangensaft, 100 % Frucht, 200 ml	2,0	86
Möhrensaft ohne Honig, 250 ml	1,5	80
Möhrensaft mit Honig, 250 ml	2,5	100
Tomatensaft aus Konzentrat, 250 ml	0,5	43
Traubensaft, dunkel, 100 % Frucht, 200 ml	3,0	134

Produktbezeichnung	KE	kcal
Fruchtnektare (200 ml)		
Bananennektar, Fruchtgehalt 25 %	2,5	108
Cranberrynektar, 30 % Fruchtgehalt	2,5	110
Johannisbeernektar, 30 % Fruchtgehalt	3,0	124
Kirschnektar, 50 % Fruchtgehalt	2,5	112
Rhabarbernektar, 55 % Fruchtgehalt	2,0	90
Sanddornnektar, 35 % Fruchtgehalt	2,5	114
Power Shots (pro Portion, 100 ml)		
Ingwer-Kurkuma-Power	1,0	32
Ingwer-Power	1,0	42
Schorle (pro Flasche, 250 ml)		
Apfelschorle, naturtrüb	1,5	68
Trauben Schorle	2,5	96
Smoothies (pro Flasche, 250 ml)		
Ananas-Banane-Kokos	3,0	250
Apfel-Mango-Maracuja	3,0	173
Grüner Smoothie mit Spinat, Grünkohl + Matcha	3,0	133
Kiwi-Apfel-Limette	3,0	143
Orange-Karotte-Mango	3,0	146

Produktbezeichnung	KE	kcal
Erfrischungsgetränke, Limonaden		
Coca-Cola		
Eistee (200 ml)		
Fuze Tea, Limette-Minze, Mango-Kamille	1,0	38
Fuze Tea, Pfirsich	1,5	56
Fuze Tea, Zitrone	1,5	60
Honest Bio Tee, alle Sorten	1,0	36
Kalorienreduzierte Erfrischungsgetränke		
Aquarius, alle Sorten, 200 ml	0,5	28
Vio-Bio Limo leicht, alle Sorten, 200 m	1,0	36
Kohlensäurehaltige Erfrischungsgetränke		
Coca-Cola, alle Sorten, 200 ml	2,0	86
Fanta Orange, 200 ml	1,5	64
Mezzo-Mix Orange, 200 ml	1,5	64
Sprite, 200 ml	2,0	74
Vio-Bio Limo, verschiedene Sorten, 200 ml	1,5	68
Vio-Bio Limo, Orange, Zitrone-Limette, 200 ml	2,0	78
Schweppes (200 ml)		
American Ginger Ale	2,0	74
Bitter Lemon	2,5	100

Produktbezeichnung	KE	kcal
Dry Tonic Water	1,5	63
Ginger Beer, alkoholfrei	2,5	106
Sonstige Erfrischungsgetränke		
Alkoholfreies Bier, z. B. Krombacher, 500 ml	3,0	130
Alkoholfreies Pils, 0,0 % z. B. Bitburger, 500 ml	4,0	165
Fassbrause, z. B. Krombacher alle Sorten (außer Cola-Orange), 500 ml	3,5	145
Fassbrause, z. B. Krombacher, Cola-Orange, 500 ml	5,0	195
Radler, alkoholfrei, z. B. Krombacher, 500 ml	3,0	135
Red Bull Energy Drink, 250 ml	3,0	113
Sanpellegrino Sanbittèr, 100 ml	1,5	66
Vitamalz, Original, 500 ml	5,0	210
Vitamalz Sport, 500 ml	3,5	145
Weizen, alkoholfrei, z. B. Krombacher, 500 ml	3,0	140
Weizen Zitrone, alkoholfrei, z. B. Krombacher, 500 ml	3,5	155
Zitronenheißgetränk, 10 g Pulver für 200 ml	1,0	39
Zitronenlimonade, z. B. Sanpellegrino, 330 ml	3,0	122

Produktbezeichnung	KE	kcal
Pflanzlicher Milchersatz, Alpro (250 ml)		
Haferdrink Original	1,5	110
Haferdrink ohne Zucker	1,5	100
Kokosnussdrink Original	0,5	50
Kölln Haferdrink Klassik	2,0	110
Kölln Bio Haferdrink Schoko	2,0	113
Mandeldrink Original	0,5	55
Reisdrink Original	2,5	118
Getränke mit Milch oder Molke		
Actimel Classic, 100 ml	1,0	73
Actimel 0 % Zuckerzusatz, 100 ml	0,5	27
Actimel Kids, alle Sorten	1,0	70
Actimel Superfruits, Multifrucht, 100 ml	1,5	79
Actimel Superfruits, weitere Sorten, 100 ml	1,0	70
Ayran, 200 ml	0,5	76
Buttermilch, 500 ml	2,0	190
Fructiv, Müller, im Durchschnitt 456 g	3,0	145
Frucht Buttermilch, Müller, alle Sorten, 500 g	5,5	300
Kefir, pur, 500 ml	2,0	230
Molke, 500 ml	2,5	120

Produktbezeichnung	KE	kcal
Müllermilch Banane, Erdbeer, 400 g	4,0	268
Müllermilch, weitere Sorten, 400 g	4,5	285
Müllermilch Shake Smooth Vanille, 400 g	4,0	336
Müllermilch Shake, Banana, Strawberry, MilkChoc, 400 g	4,5	356
Müllermilch Protein, alle Sorten, 400 g	2,0	248
Yakult Original, 65 ml	1,0	43
Yakult Plus, 65 ml	0,5	30
Kaffeespezialitäten		
Kaffeezubereitungen aus dem Kühlregal		
Milram Kalder Kaffee (pro Flasche, 250 ml)		
Mit Hafer	1,5	140
Stark, lactosefrei	1,0	103
Richtig stark	1,0	105
Unfassbar stark	1,0	113
Nescafé Xpress (pro Dose, 250 ml)		
Typ Cappuccino	2,0	150
Typ Espresso Macchiato	2,0	153
Typ Latte Macchiato	2,0	146
Nescafé frappé Eiskaffee, 214 ml, mit Milch	2,5	151

Produktbezeichnung	KE	kcal
Kakaozubereitungen		
Chocomel, 250 ml	3,0	215
Nestlé Chococino, 22 g Pulver + 110 ml Wasser	1,5	89
Nestlé Feinste Heiße Schokolade, 15 g Pulver + 150 ml Milch	2,0	131
Nestlé Nesquik Getränkepulver + 150 ml Milch	2,0	151
Landliebe Landmilch Schoko, 1 Portion, 250 ml	2,5	185

Liebe Leserin, lieber Leser,

hat Ihnen dieses Buch weitergeholfen? Für Anregungen, Kritik, aber auch für Lob sind wir offen.
So können wir in Zukunft noch besser auf Ihre Wünsche eingehen.
Schreiben Sie uns, denn Ihre Meinung zählt!

Ihr TRIAS Verlag

https://kundenservice.thieme.de | Lektorat TRIAS Verlag, Postfach 30 05 04, 70445 Stuttgart

/trias.tut.mir.gut /mama.mag.trias /trias_verlag

/triasverlag www.trias-verlag.de/newsletter

TRIAS, einer der führenden Ratgeberverlage im Bereich Gesundheit, gehört zur Thieme Gruppe, marktführender Anbieter medizinischer Fachinformationen und Services. Anspruch der Thieme Gruppe ist es, den im Gesundheitswesen tätigen Berufsgruppen sowie allen an Gesundheit Interessierten genau die Informationen und Angebote bereitzustellen, die sie in einer bestimmten Arbeitssituation oder Lebensphase benötigen. Durch die hohe Qualität und zielgruppenspezifische Relevanz der angebotenen Leistungen bereitet Thieme den Weg für eine bessere Medizin und mehr Gesundheit im Leben.

Thieme

Bibliografische Information der Deutschen Nationalbibliothek
Die Deutsche Nationalbibliothek verzeichnet diese Publikation in der Deutschen Nationalbibliografie; detaillierte bibliografische Daten sind im Internet über http://dnb.d-nb.de abrufbar.

Programmplanung: Uta Spieldiener
Projektmanagement:
Annalena Müller
Redaktion:
Dr. Gabriele Schweickhardt
Bildredaktion: Christoph Frick
Umschlaggestaltung: © Thieme
Layout: CYCLUS · Visuelle Kommunikation, Stuttgart

Bildnachweis
Umschlagmotiv und Bild S. 3:
©viperagp/stock.adobe.com
S. 4: © phoderstock/stock.adobe.com
S. 6: © encierro/stock.adobe.com

5., überarbeitete Auflage 2022

TRIAS Verlag in Georg Thieme Verlag KG
Rüdigerstraße 14, 70469 Stuttgart, Germany
www.trias-verlag.de

Printed in Germany
Satz und Repro: Reemers Publishing Services GmbH, Krefeld
Druck: AZ Druck und Datentechnik, Kempten
Gedruckt auf chlorfrei gebleichtem Papier

ISBN 978-3-432-11543-6
Auch erhältlich als E-Book:
eISBN (ePub) 978-3-432-11544-3

1 2 3 4 5 6

Wichtiger Hinweis: Wie jede Wissenschaft ist die Medizin ständigen Entwicklungen unterworfen. Forschung und klinische Erfahrung erweitern unsere Erkenntnisse. Ganz besonders gilt das für die Behandlung und die medikamentöse Therapie. Bei allen in diesem Werk erwähnten Dosierungen oder Applikationen, bei Rezepten und Übungsanleitungen, bei Empfehlungen und Tipps dürfen Sie darauf vertrauen: Autoren, Herausgeber und Verlag haben große Sorgfalt darauf verwandt, dass diese Angaben dem Wissensstand bei Fertigstellung des Werkes entsprechen. Rezepte werden gekocht und ausprobiert. Übungen und Übungsreihen haben sich in der Praxis erfolgreich bewährt.
Eine Garantie kann jedoch nicht übernommen werden. Eine Haftung des Autors, des Verlags oder seiner Beauftragten für Personen-, Sach- oder Vermögensschäden ist ausgeschlossen.
Geschützte Warennamen (Warenzeichen) werden nicht besonders kenntlich gemacht. Aus dem Fehlen eines solchen Hinweises kann also nicht geschlossen werden, dass es sich um einen freien Warennamen handelt.

Datenschutz
Wo datenschutzrechtlich erforderlich, wurden die Namen und weitere Daten von Personen redaktionell verändert (Tarnnamen). Dies ist grundsätzlich der Fall bei Patienten, ihren Angehörigen und Freunden, z.T. auch bei weiteren Personen, die z. B. in die Behandlung von Patienten eingebunden sind.